目がぐんぐんよくなる!――1回30秒で視力アップ!

ミラクル3Dアイ

日本リバース院長 今野清志〈監修〉 ジョージ3＋鴨下恵子〈著〉

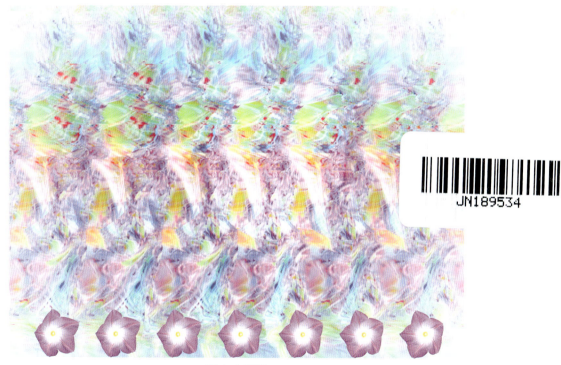

日本文芸社

裸眼立体視効果で、遊びながら視力アップにつなげよう

3DCGクリエータ　**ジョージ3**

　本書をお手にとってくださって有難うございます。このミラクル３Ｄアイは著者にとって16冊目の本となり、1冊目からいままで24年もの長い間、3Dを多くの読者の方々に楽しんできていただけたことと思います。

　生まれてこの方メガネを使ったことのない著者は、なんとか他人様に60年以上も前に自分で考案した眼球運動と、さらには3Dと裸眼立体視の効果をお伝えしたいと、繰り返し著書の中で述べてきました。それらの内容をもう少しお話ししたいと思います。

視力回復運動

　難しい理屈はここでは述べません。要は怠《なま》けきった眼筋を働かせてやればいい、の一言につきます。いちばん効果的なのは遠くを見て、それから近くを見ることです。どちらも10秒以上行い、それを3回以上は行います。飽《あ》きたらやめます。毎日長い間続けることが重要なので、無理して長時間やらないでください。バスや電車を待っているときや、お風呂に入っているときなどに「遠くを見ては次に自分の目の前に指を立てて見る」を行います。それの繰り返しです。あとは眼球をぐるぐると円回転させます。右回りと左回り。そのほかには四角回転、Z状運動、縦運動、横運動…すぐに休みたがる眼筋を叱《しっ》咤《た》激《げき》励《れい》して動かしてやることが必要で、飽きない範囲で何度も行います。

　継続は力なり、といいます。これは継続すると大きな力が得られる、という意味だけではなく、物事を継続するには非常に大きな力が必要なのだ、という意味でもあります。飽きてやめることのないよう、あせらずゆっくりお続けください。

3Dの視力回復効果

　一般に問題とされる裸眼視力は、専門的には遠方視力というそうですが、裸眼立体視における**平行法**の見方はまさに遠方視力を鍛えるものです。アフリカに長年行っていた人から聞いた話ですが、サバンナで数ヶ月も暮らすと、少々の近視は治ってしまうそうです。要は一日中ずっと遠くを見ているからです。それが平行法と同じ理屈なのです。

　また**交差法**は、眼筋に力を加えて働かせます。先程述べましたように、日常生活で怠けてしまった眼筋に刺激と活を入れるにはもってこいの方法です。

　本書では目にサバンナ風のよき影響を与える「平行法」を多く取り入れました。次ページの平行法と交差法の見方をお読みになった結果、本書が読者の皆さまの視力回復に少しでもお役に立てれば幸いです。

平行法と交差法

平行法

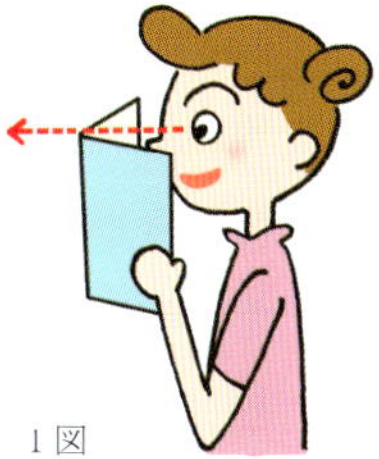

1図

本書を手に持ち、絵の上にある●　●（アイ・マーク）から5cmくらいの距離まで顔を近づけます。アイ・マークはピンボケに見えますが、かまわず1図のように本書ごしに遠くを見ます。少なくとも2、3メートルは離れた場所を見ます。そして意識をピンボケ状態のアイ・マークの上に戻すと、2つのはずのアイ・マークがずれてしまい、●　●　●　●のように4つに見えることでしょう。

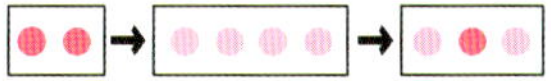

2図

そこで本書を顔に近づけたり離したりすると、ずれた4つのアイ・マークがさらに横移動して、4つのうちの2つが重なってしまい、アイ・マークが3つになって見えるところがあります（2図）。2つが4つになり最後は3つになるのです。

アイ・マークが3つに見える状態が変わらないようにして、視点をゆっくりと絵に移す（まだピンボケ状態で）と、絵の中になにかが浮いて見えてきます。そうしたら本書をゆっくり顔から離し、ピントが合うところまで持って行きます。これが平行法の見方です。失敗しても決してあきらめず、何度でも成功するまで試みてください。

交差法

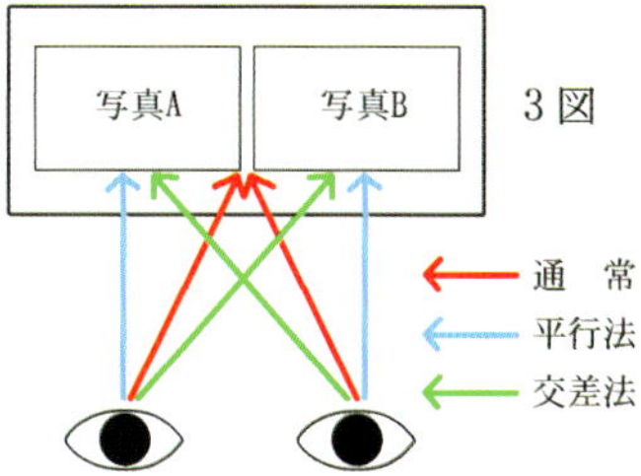

3図

交差法は平行法とまったく正反対の見方です。3図はいわゆる3D写真を見るときの視線の方向を表したもので、通常の視線と異なり、平行法の視線は平行になり、交差法では視線が交差しています。このため、平行法では右目で見ていたものを、交差法では左目で見ることになります。これが両者の見方が正反対になるという理由です。

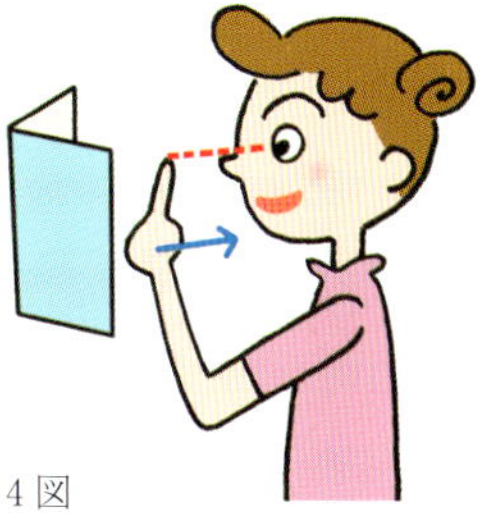

4図

本書を顔から40ｃｍ離し、4図のように顔の前約20cmのところに指を立てます。その指先を見つめ、そして視点を動かさずに、意識だけを本書に移します。そうすると2図のようにアイ・マーク（交差法では▼　▼を使っています）がずれます。あとは平行法と同じように、アイ・マークが3つに重なるように指の位置を前後に移動し、3つになったところで絵に視点を移せば、交差法での立体視が成功します。

Welcome!

これより3D絵画の世界です！

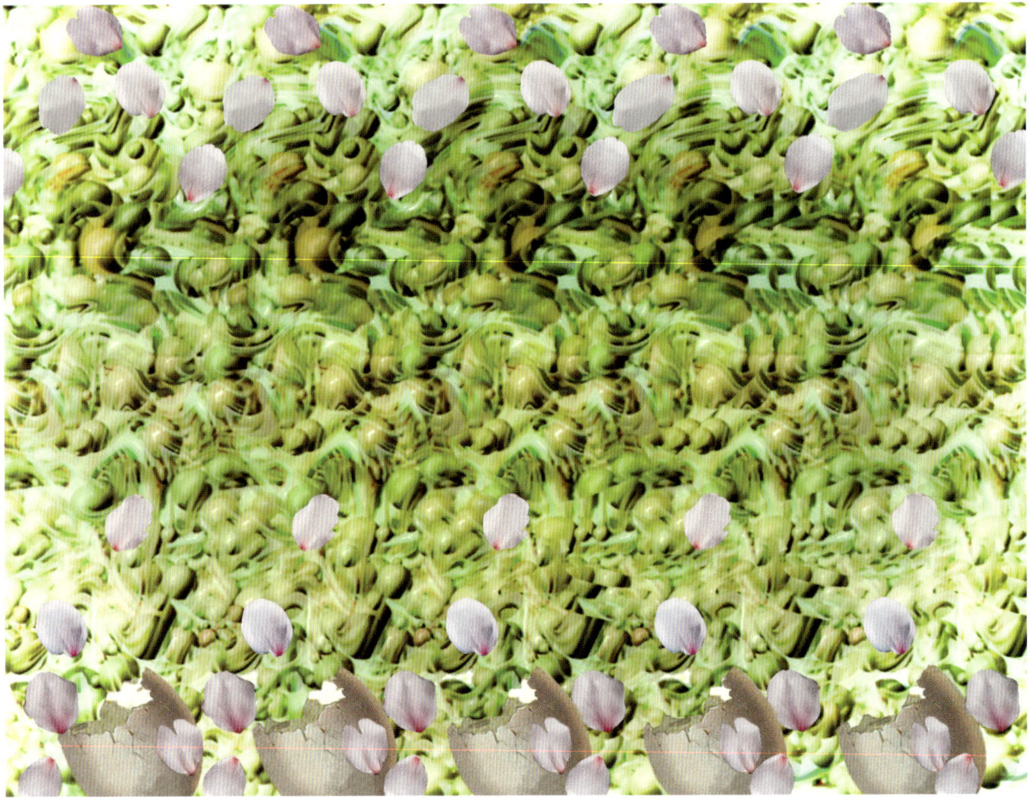

黄色いフワフワ　小っこくて、すばしこくて

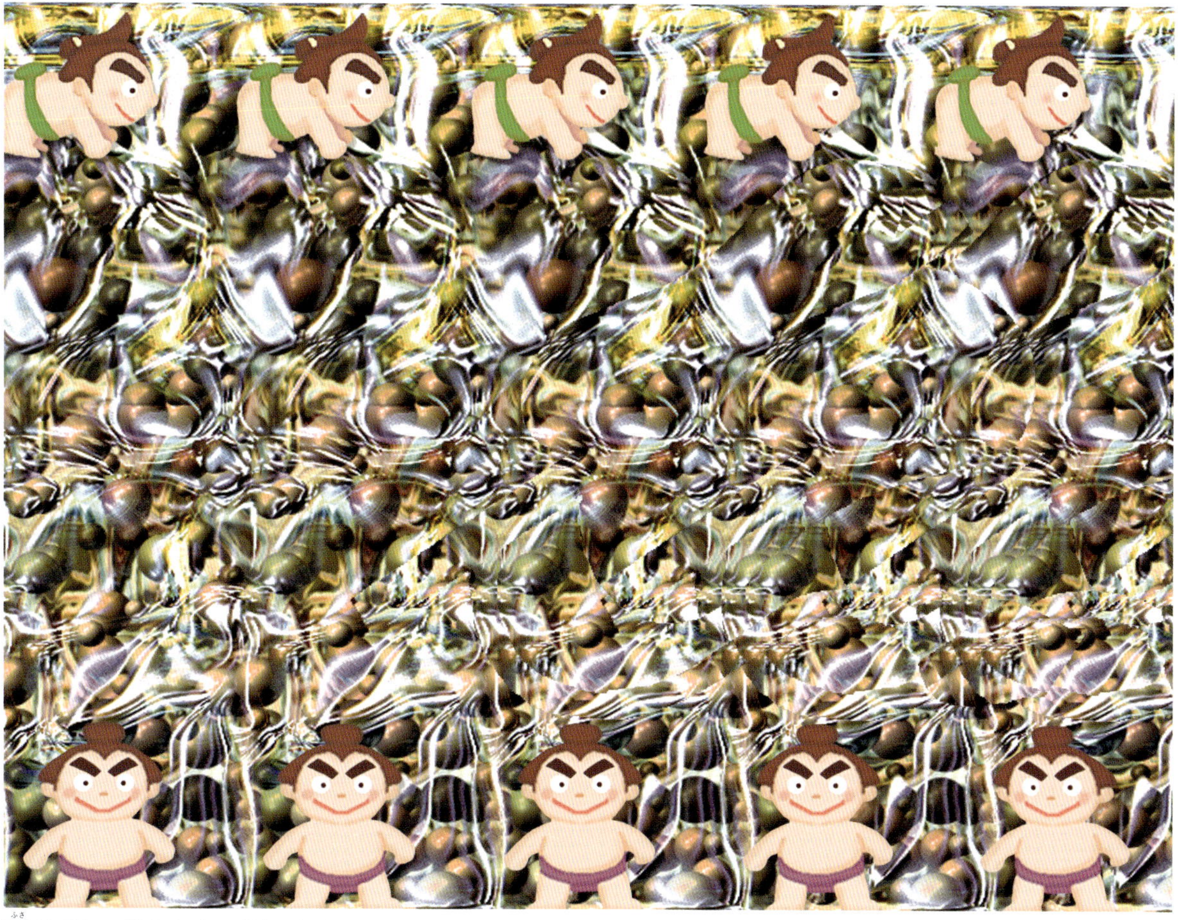

房《ふさ》つき　構えたり、返したり

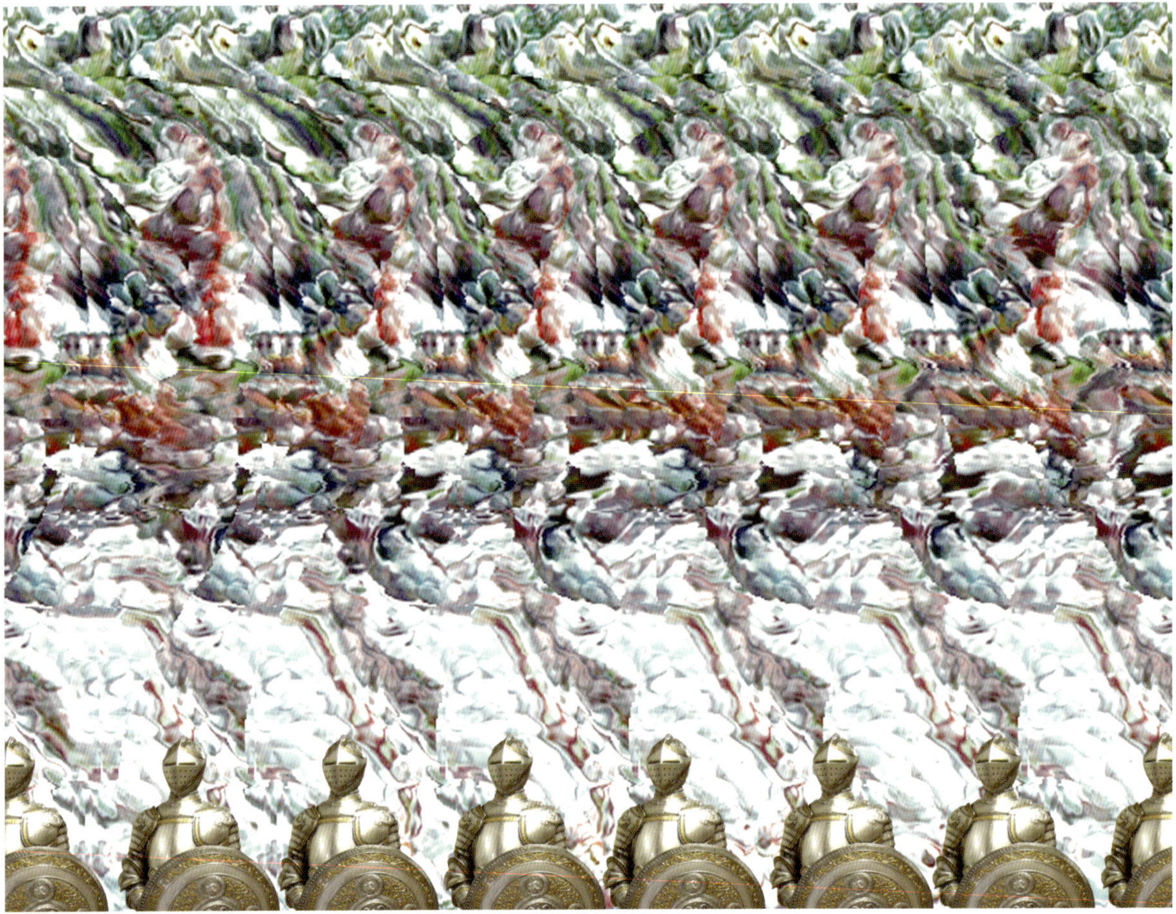

完全武装　銃弾も跳ね返すって？

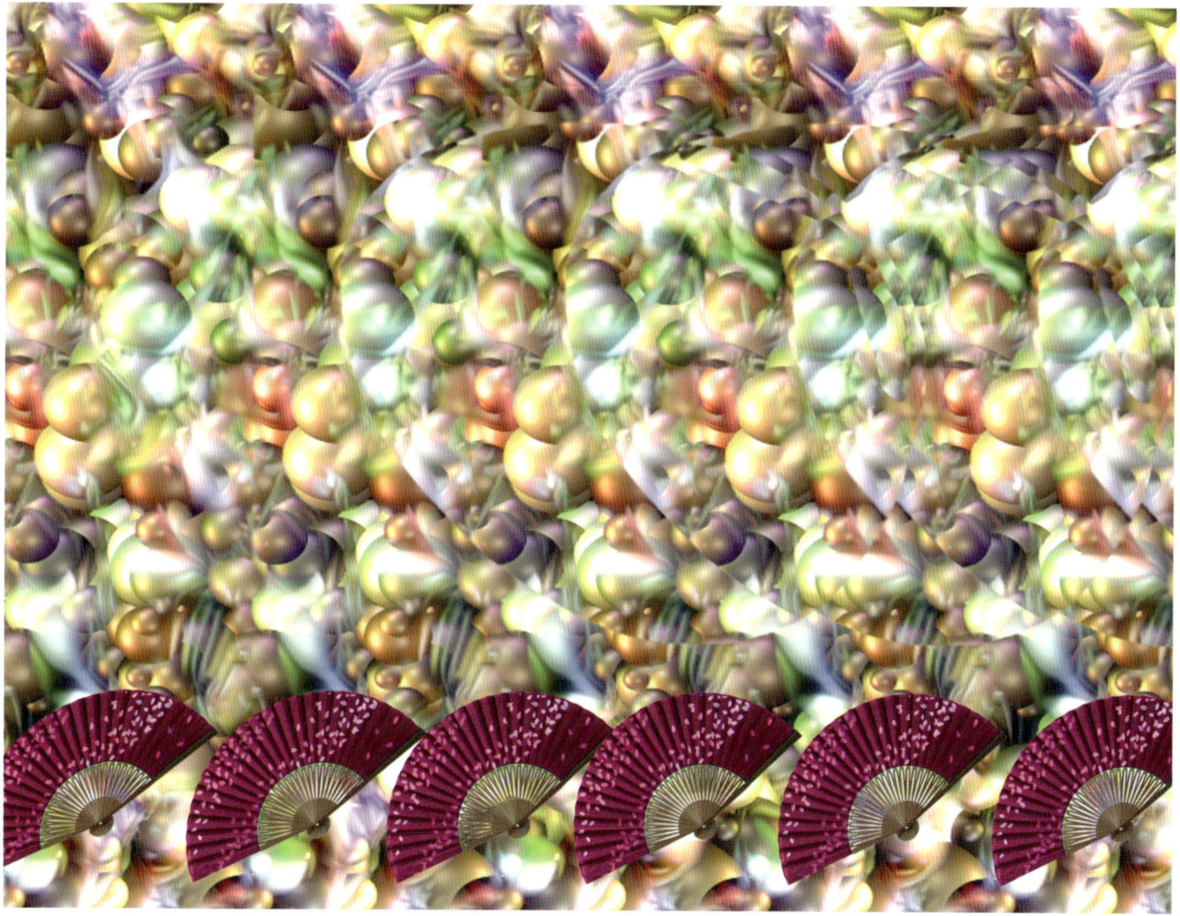

ナンセンス　いえ、内輪の話です

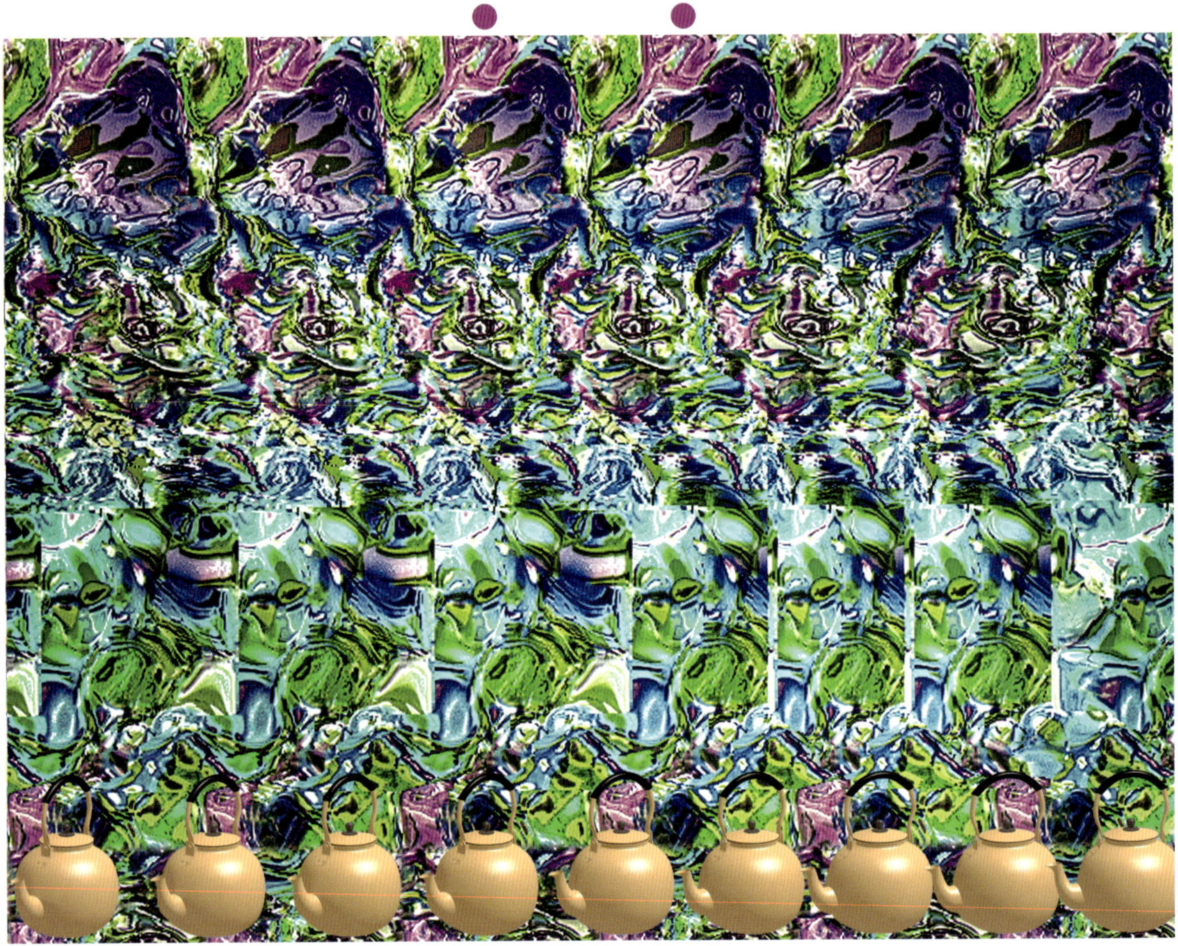

お三時　お茶が入りましたよ

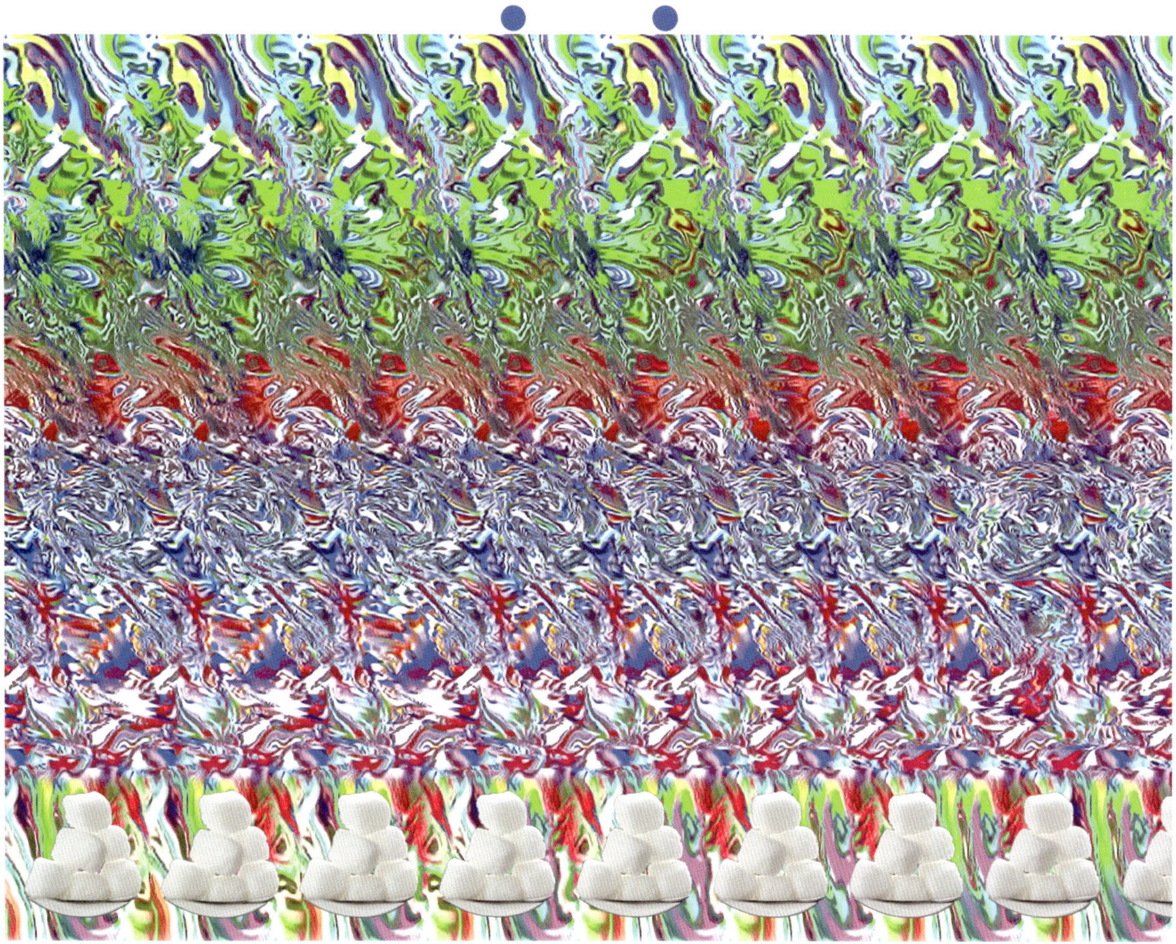

ティーブレーク　お砂糖はいくつ？

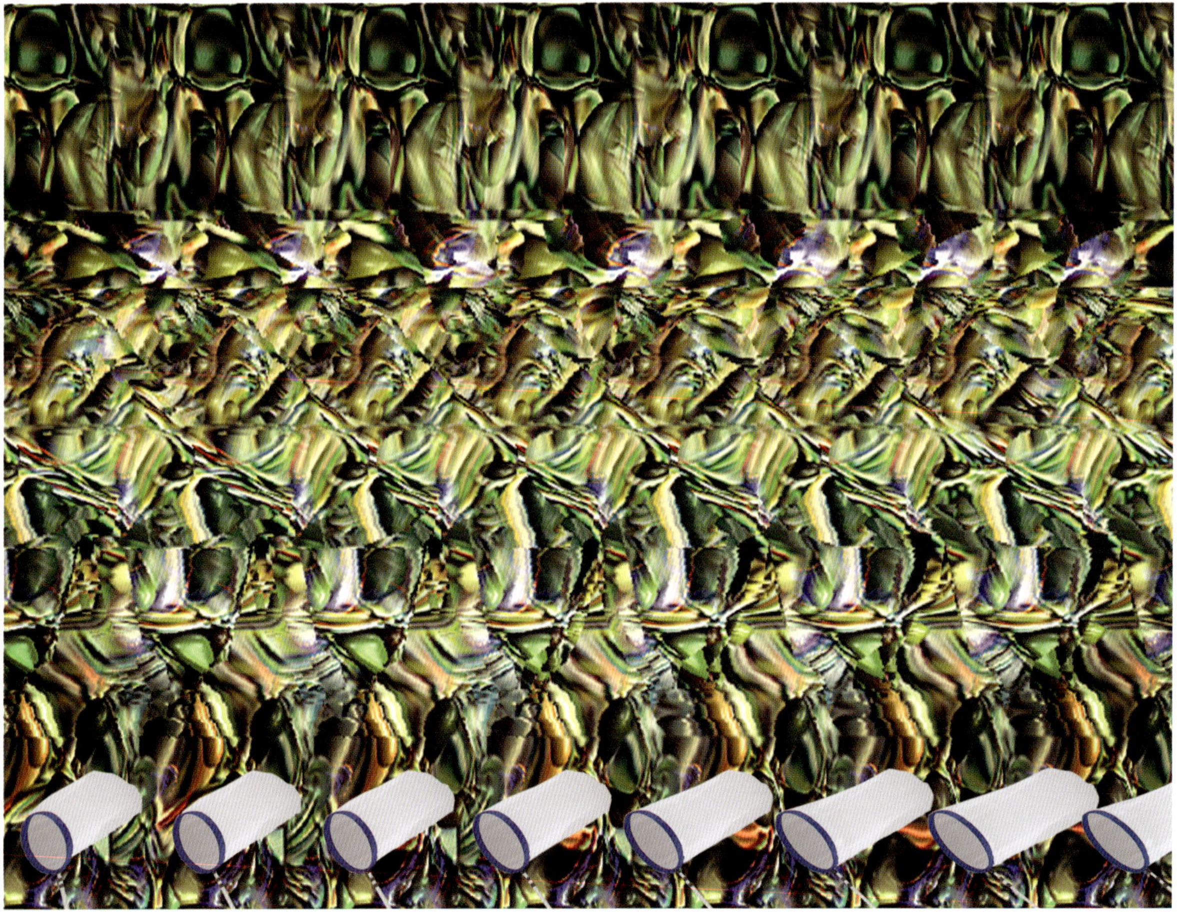

夏休み　一週間の命です

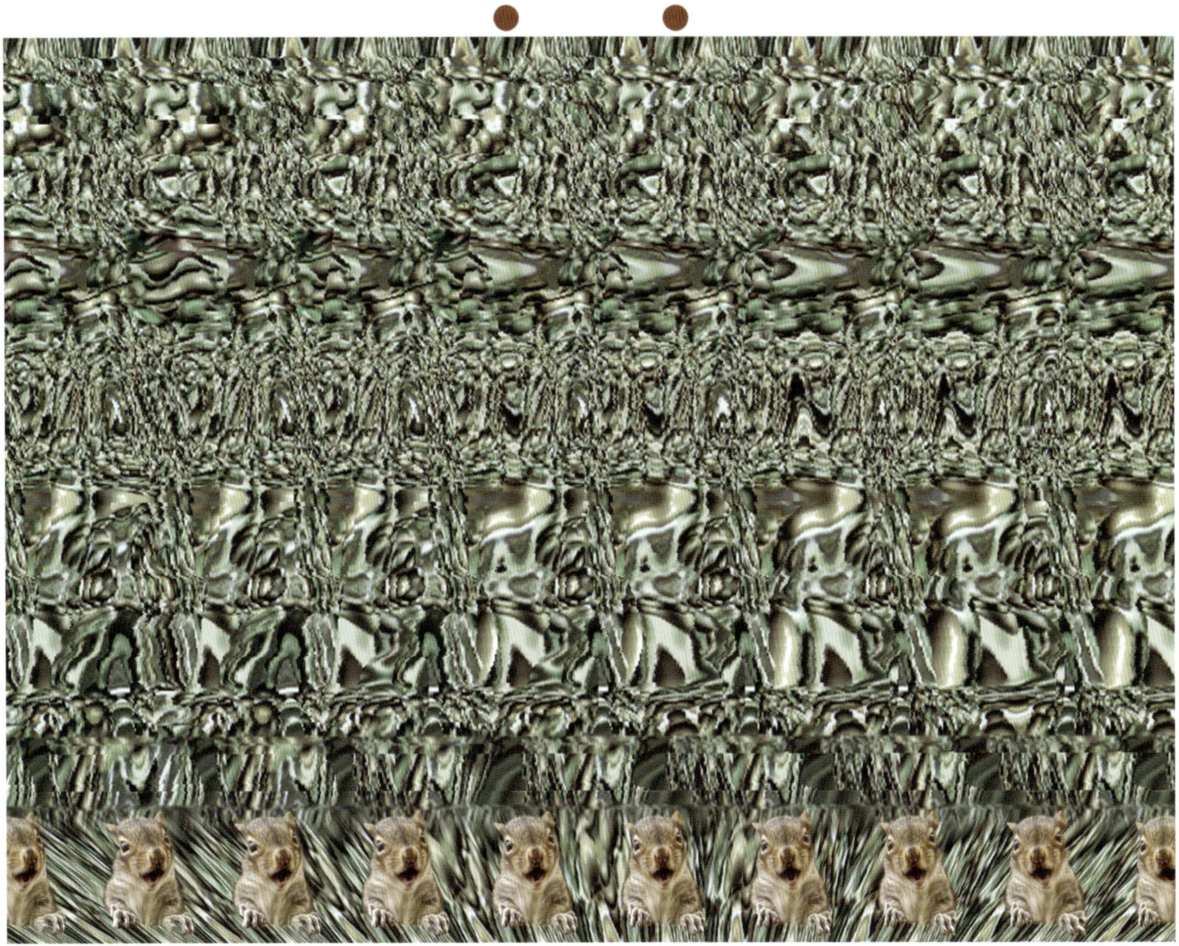

直立不動　アフリカ南部にいます

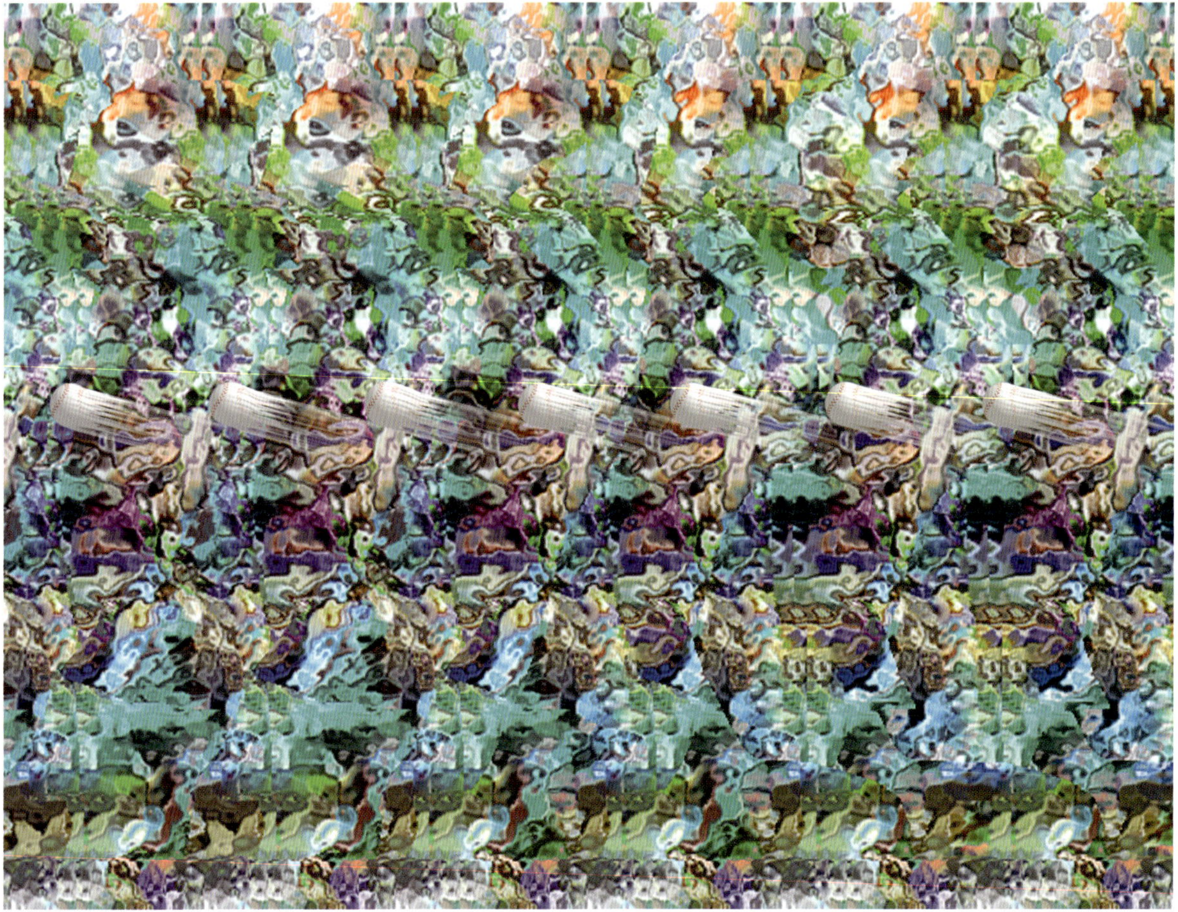

打ったー！　走者一掃です

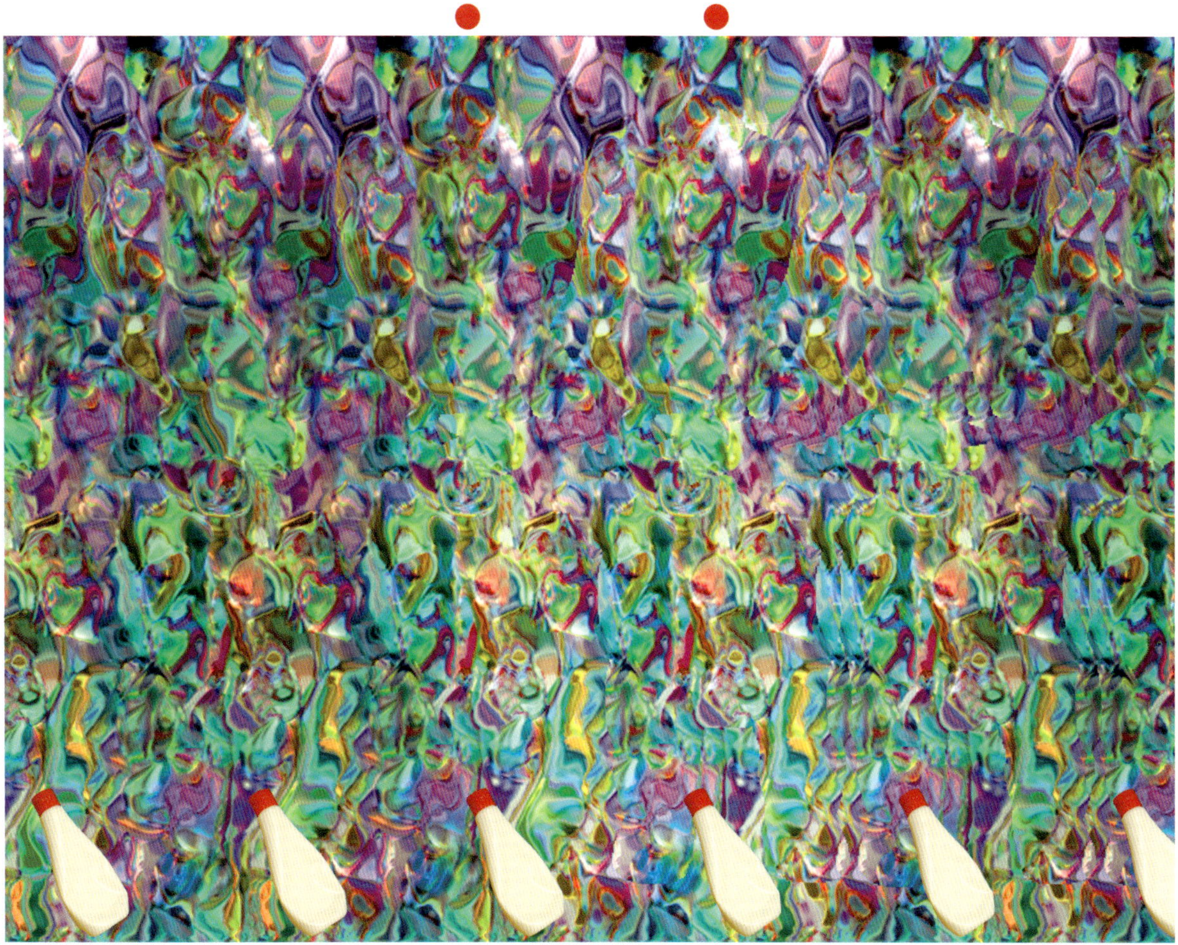

元はキューピッド　大きなお目目をパッと

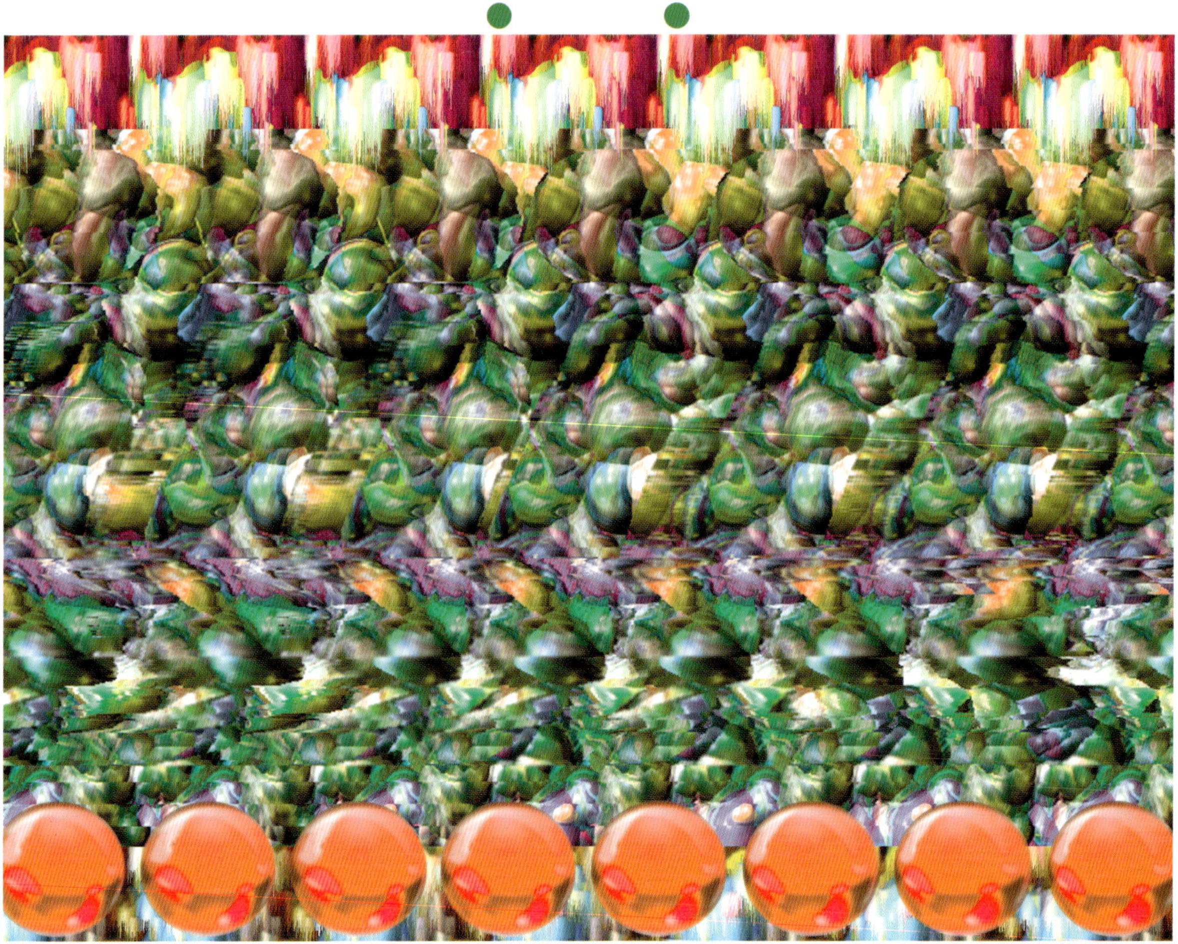

手か、ヒレか、アシか？　ボール扱いの名人です

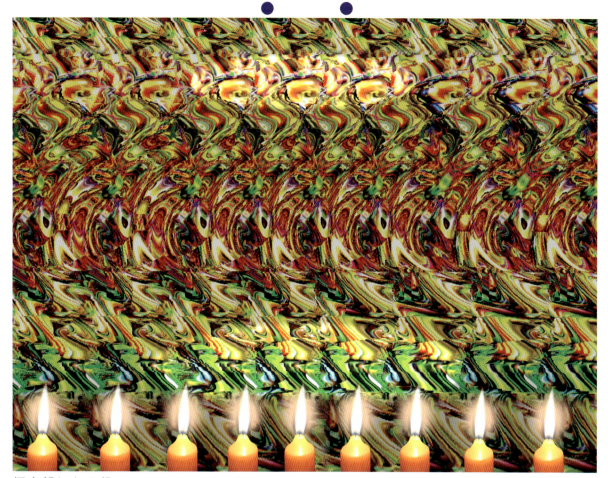

灯火親しむの候　最近は LED ですけどね

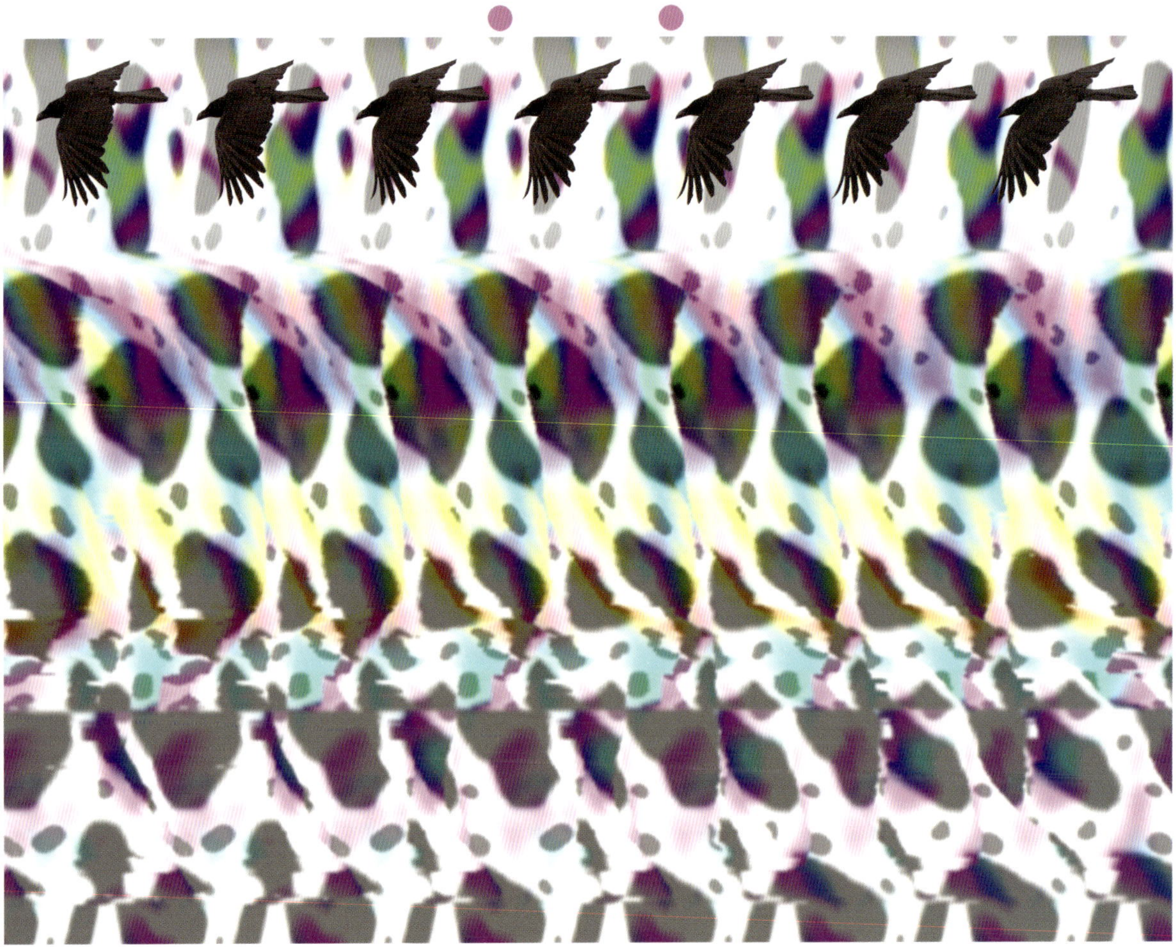

MOO！　一日中、口を動かしてます

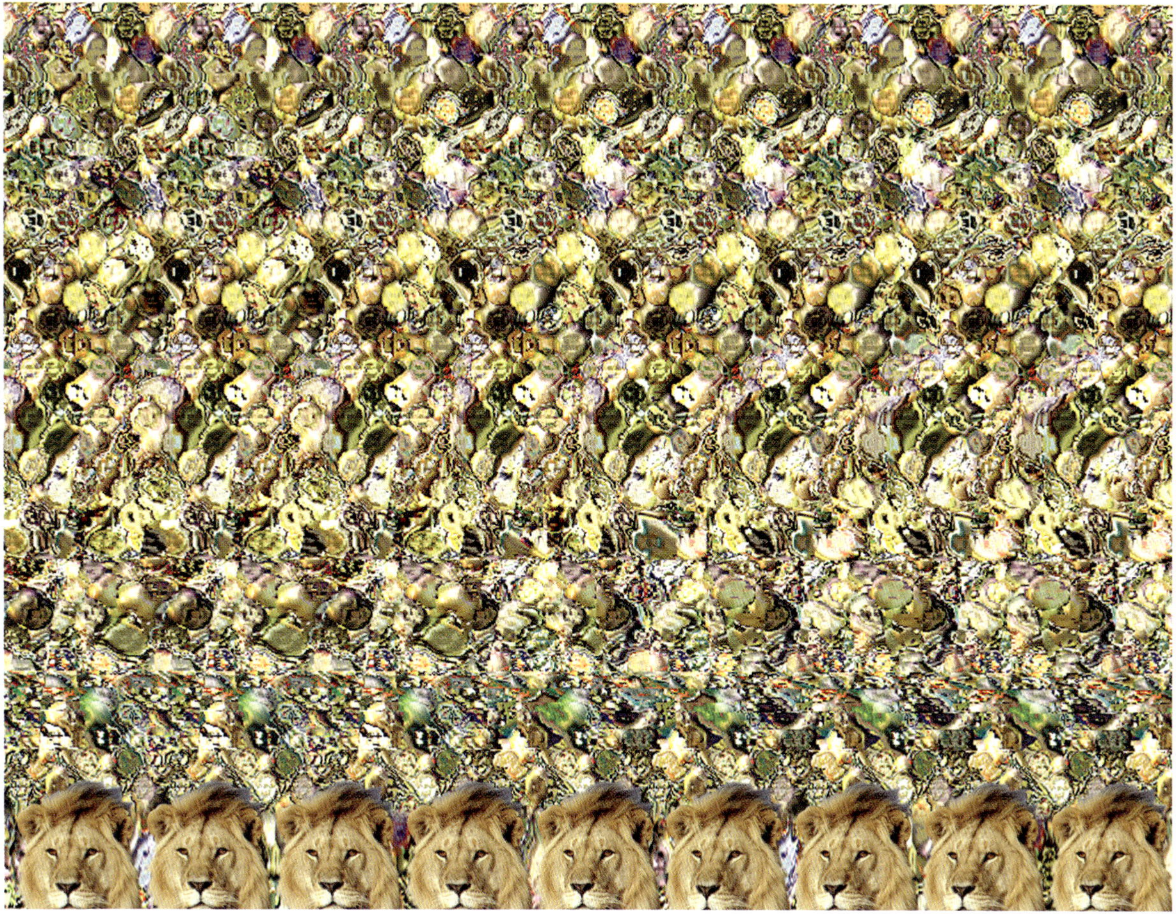

草原の足長おじさん　結構、強いんだそうです

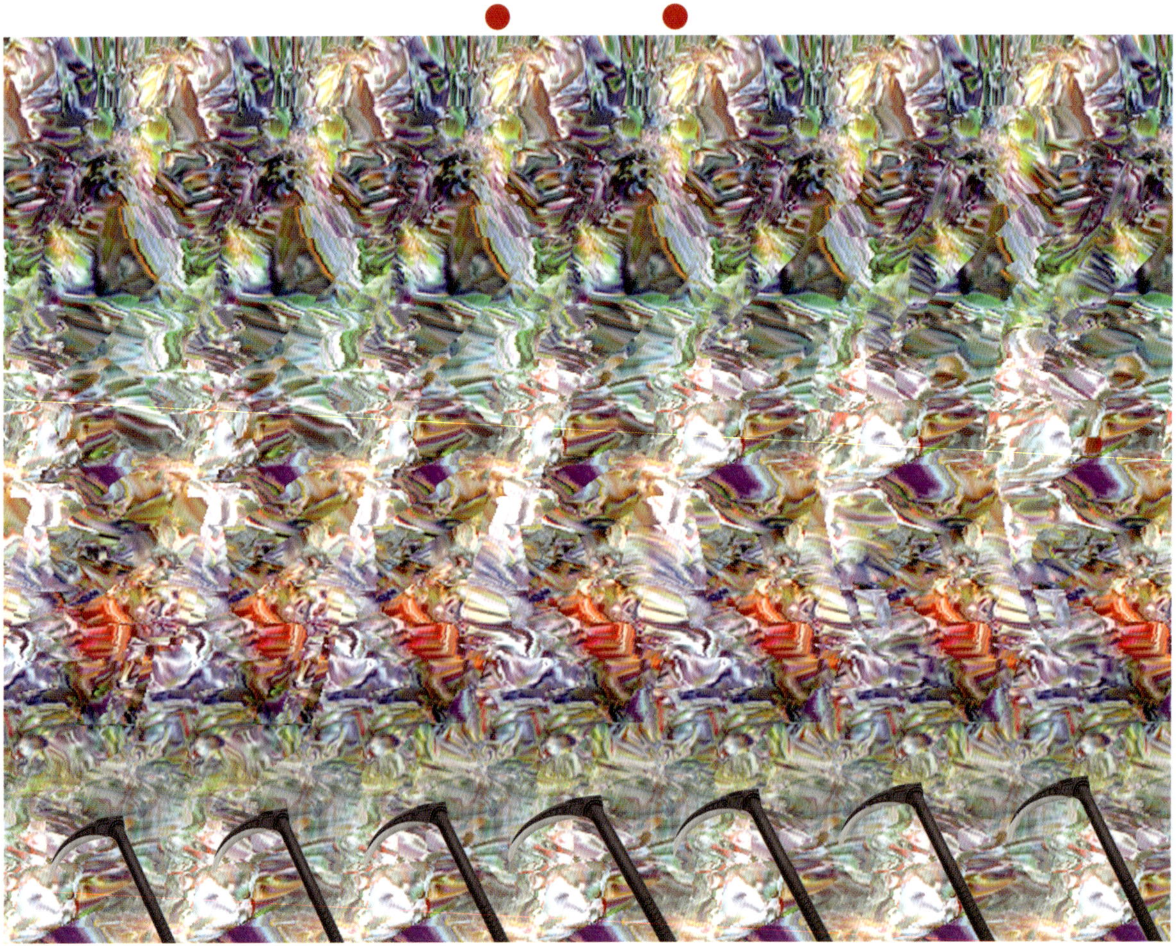

狩りの名人　自前の武器です

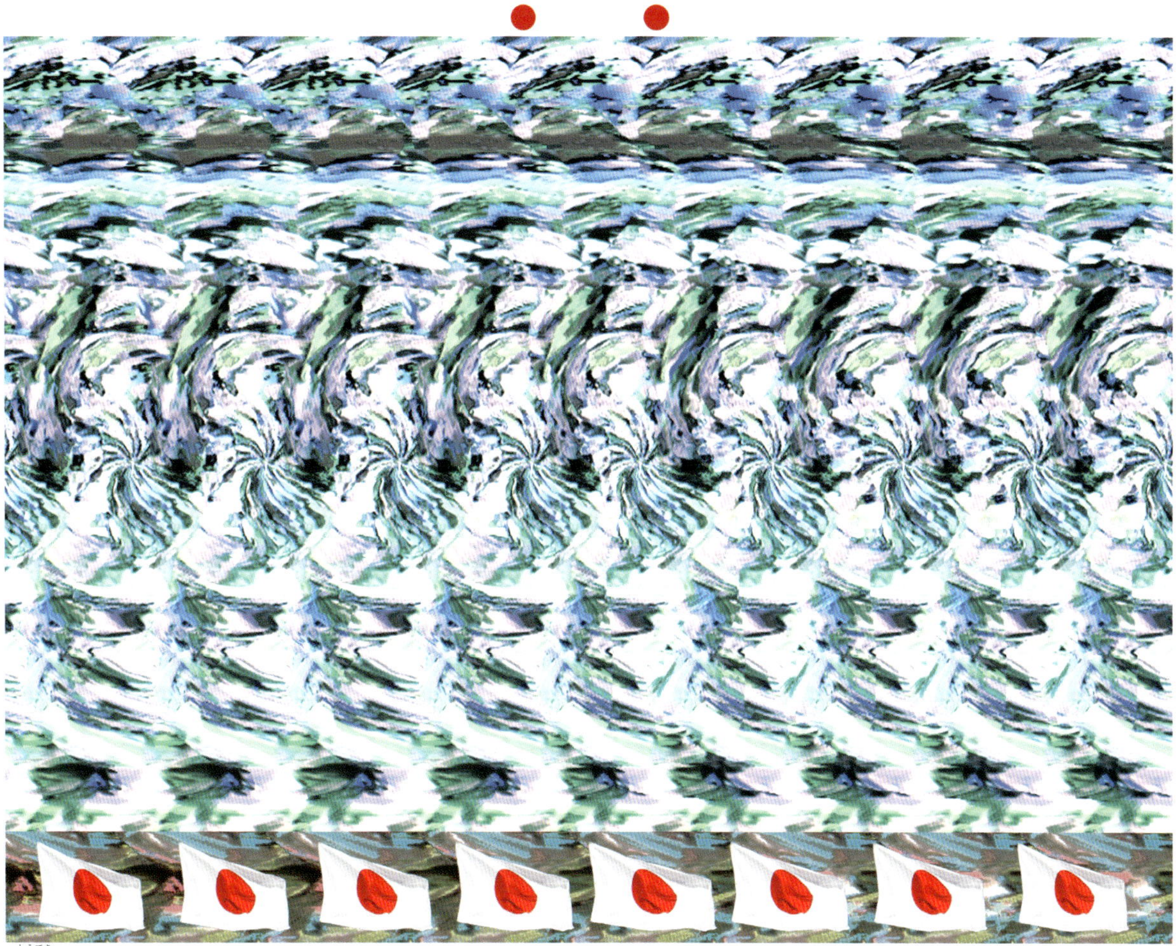

投擲《とうてき》競技　古代オリンピックが起源

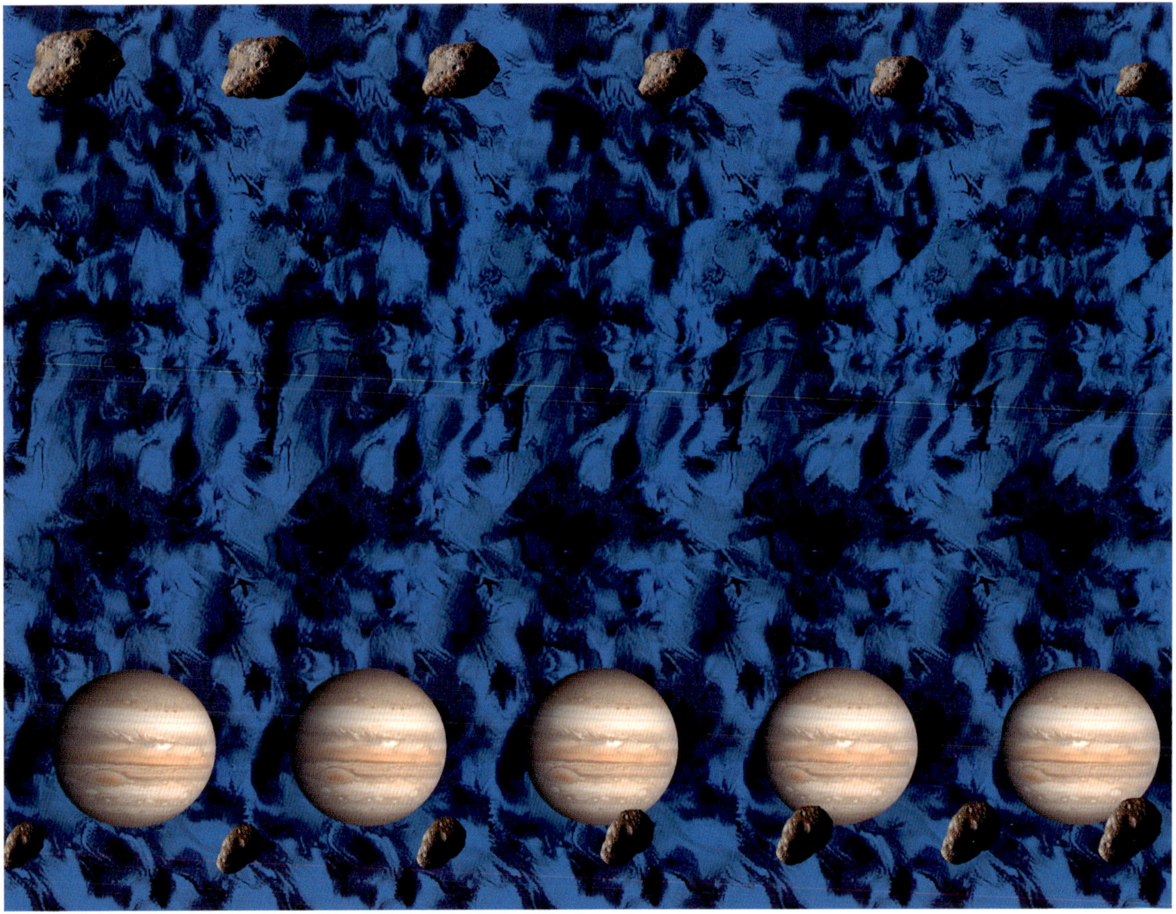

リングつき　大きさ、二番じゃいけないんですか？

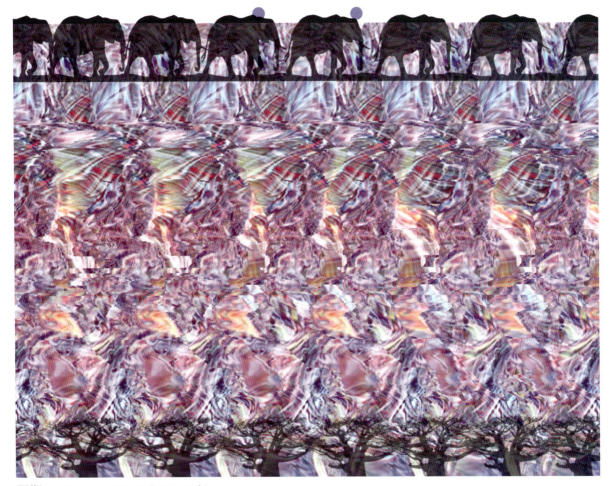

飛翔　アフリカの空を我がもの顔に

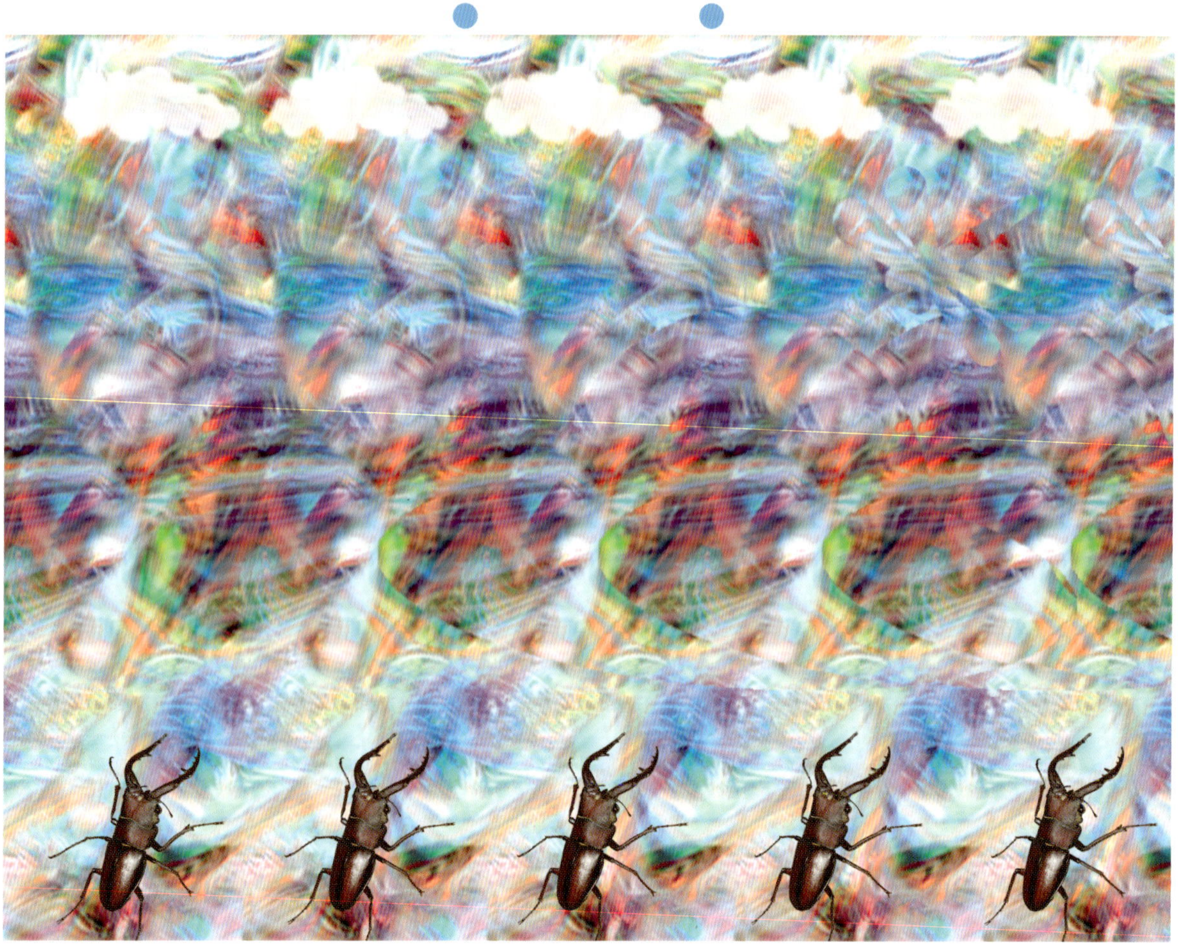

夏　かぶって行きなさいよー！

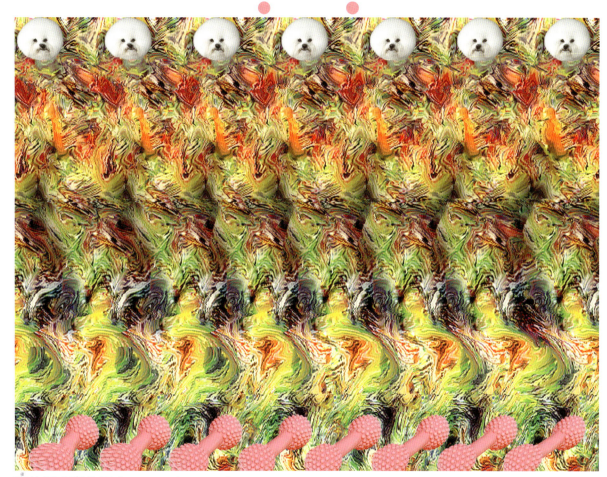

褒《ほ》めて！褒めて！　いい子、いい子

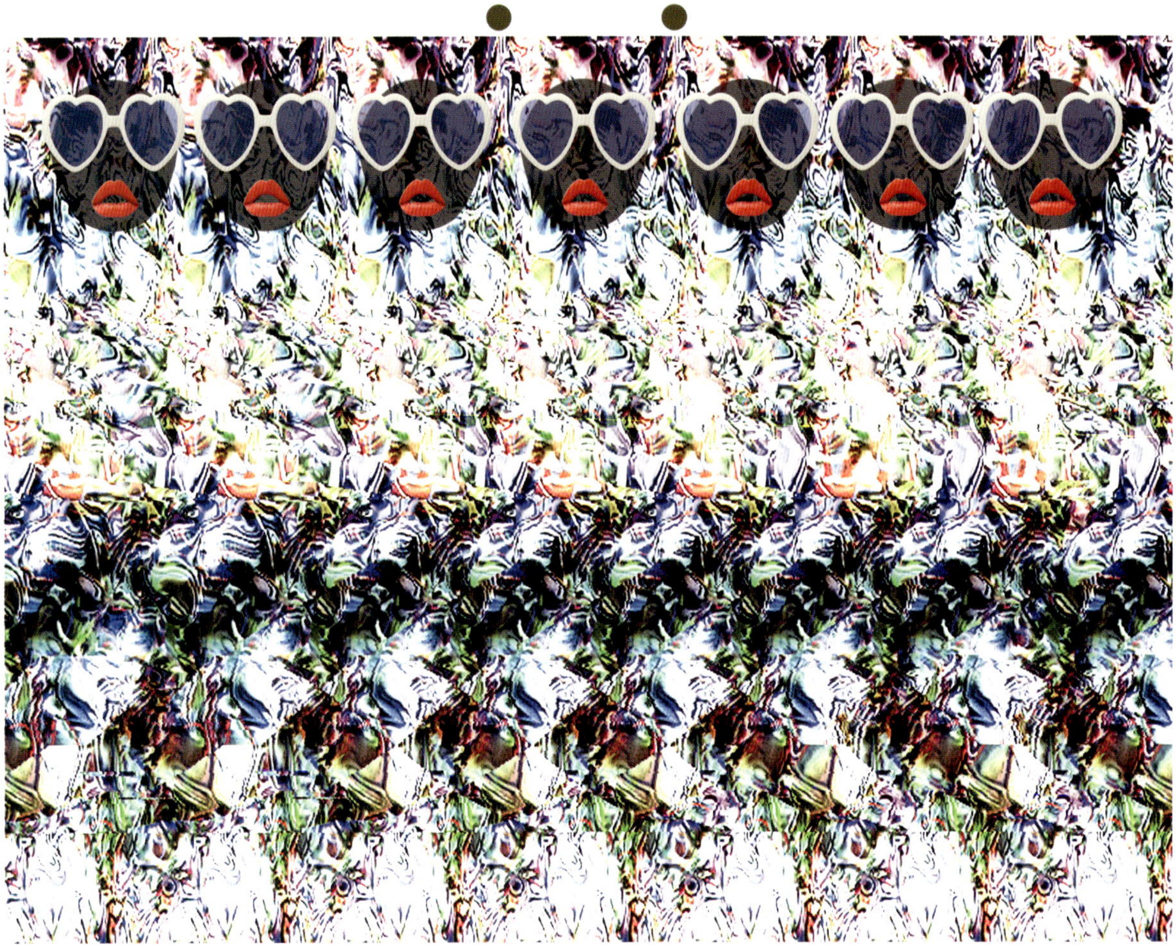

日よけ　てっぺんは無防備ですけど？

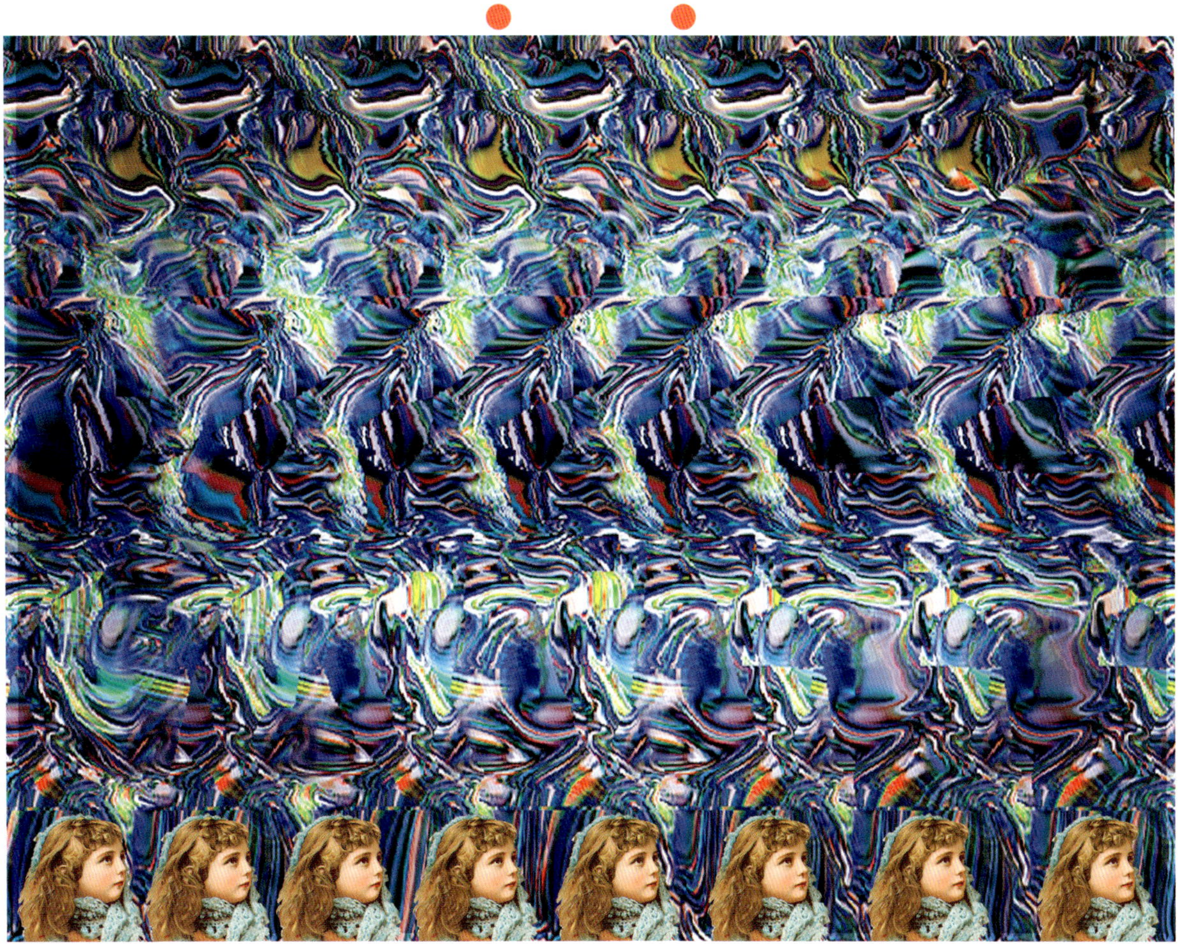

架空の動物　汚れなき乙女だけが近寄れます

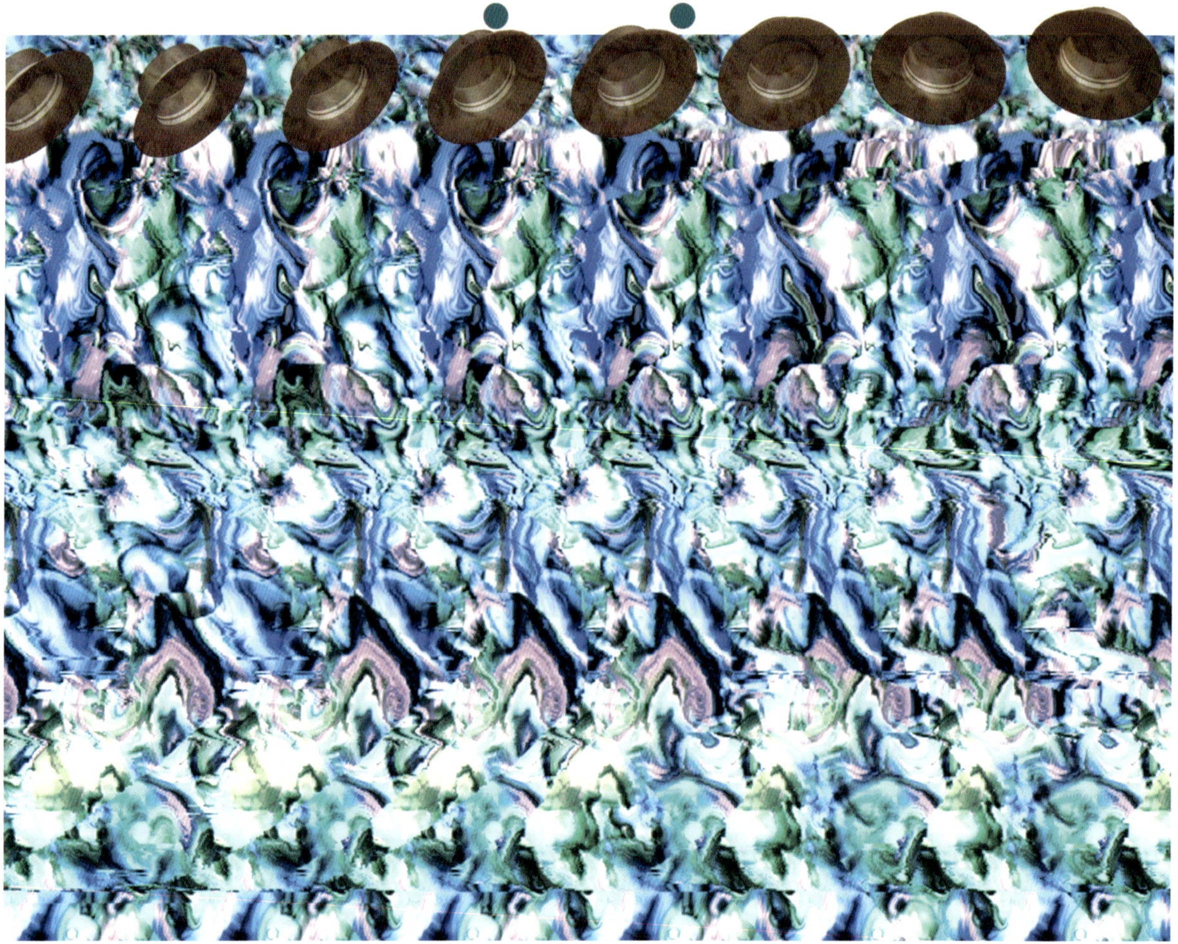

なつかしのオモチャ　エコとは無関係

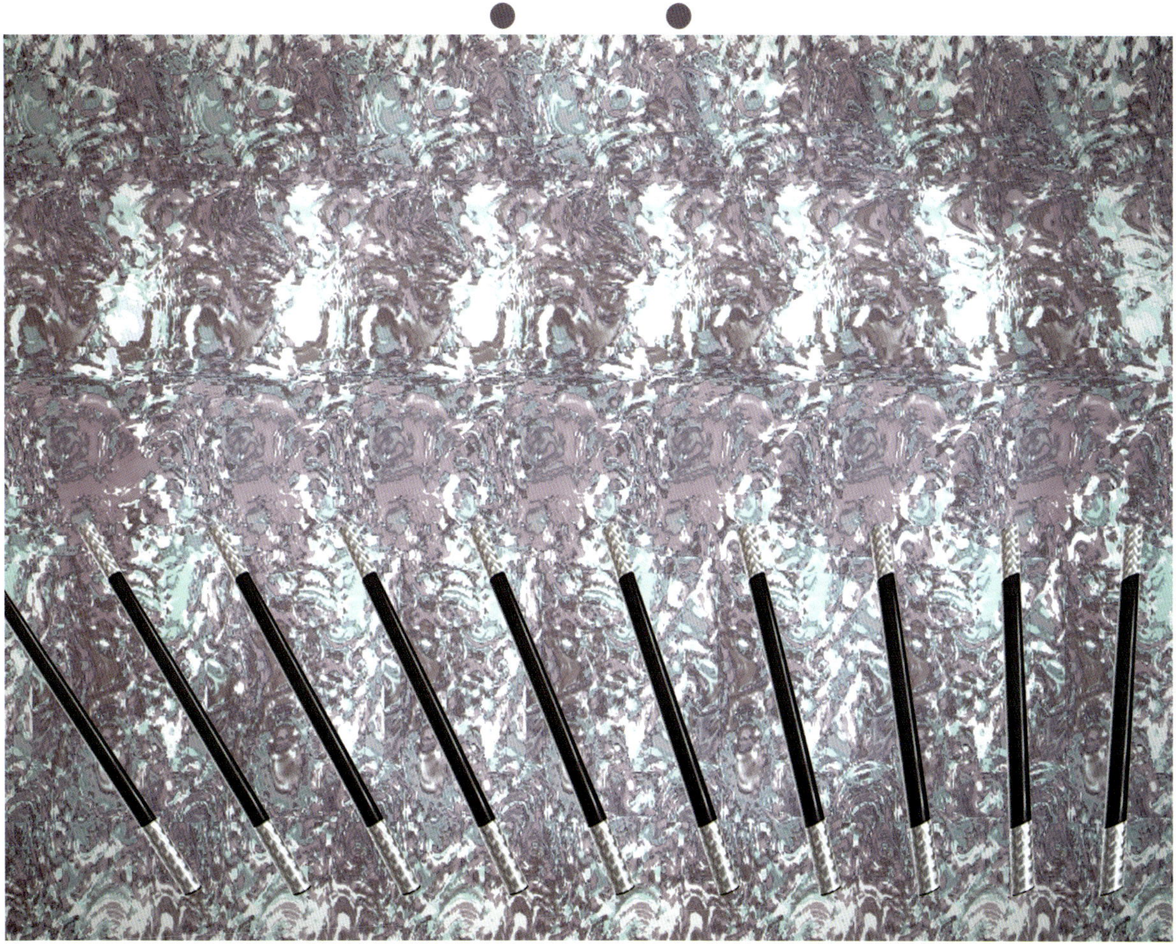

タネも仕掛けも　はい、なにが出ますかー？

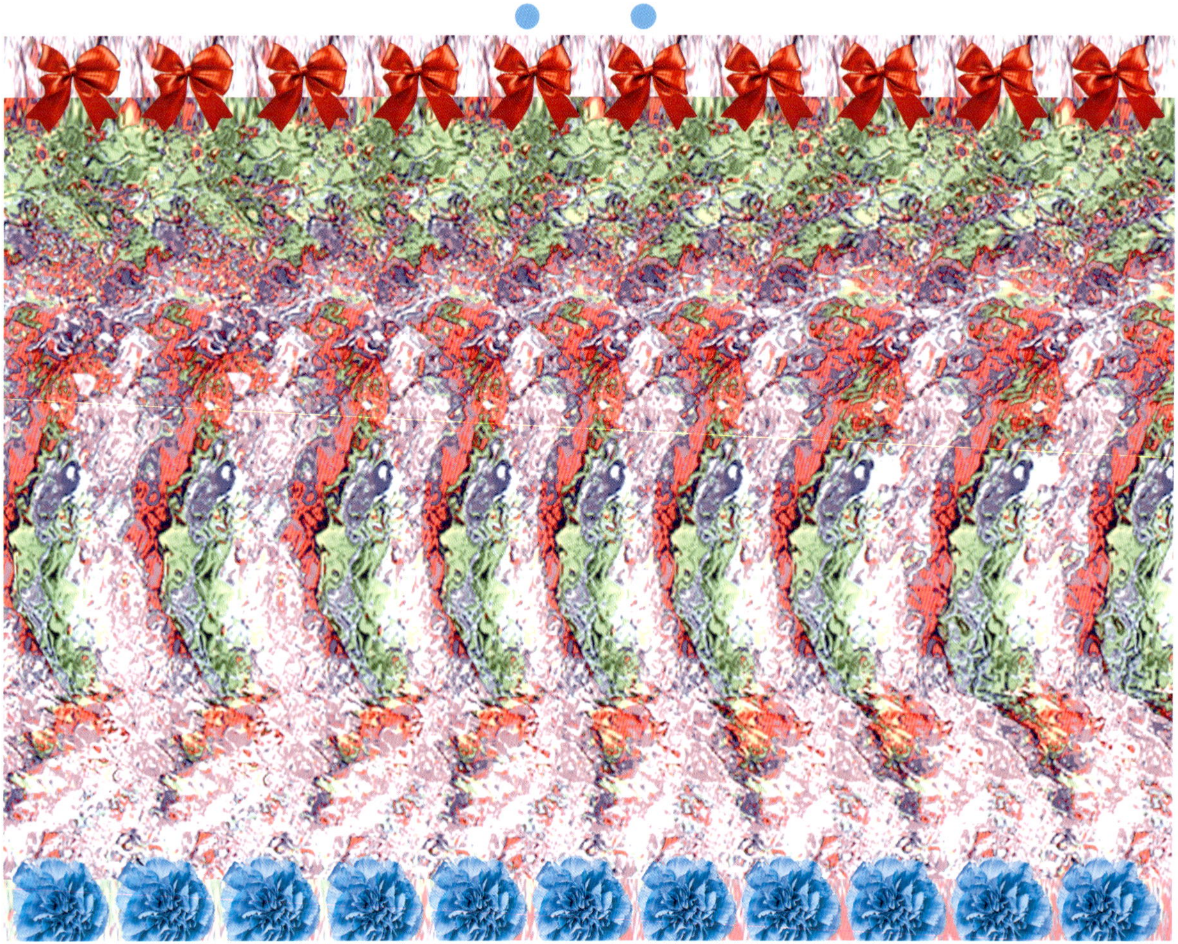

DING DONG 幸せの音

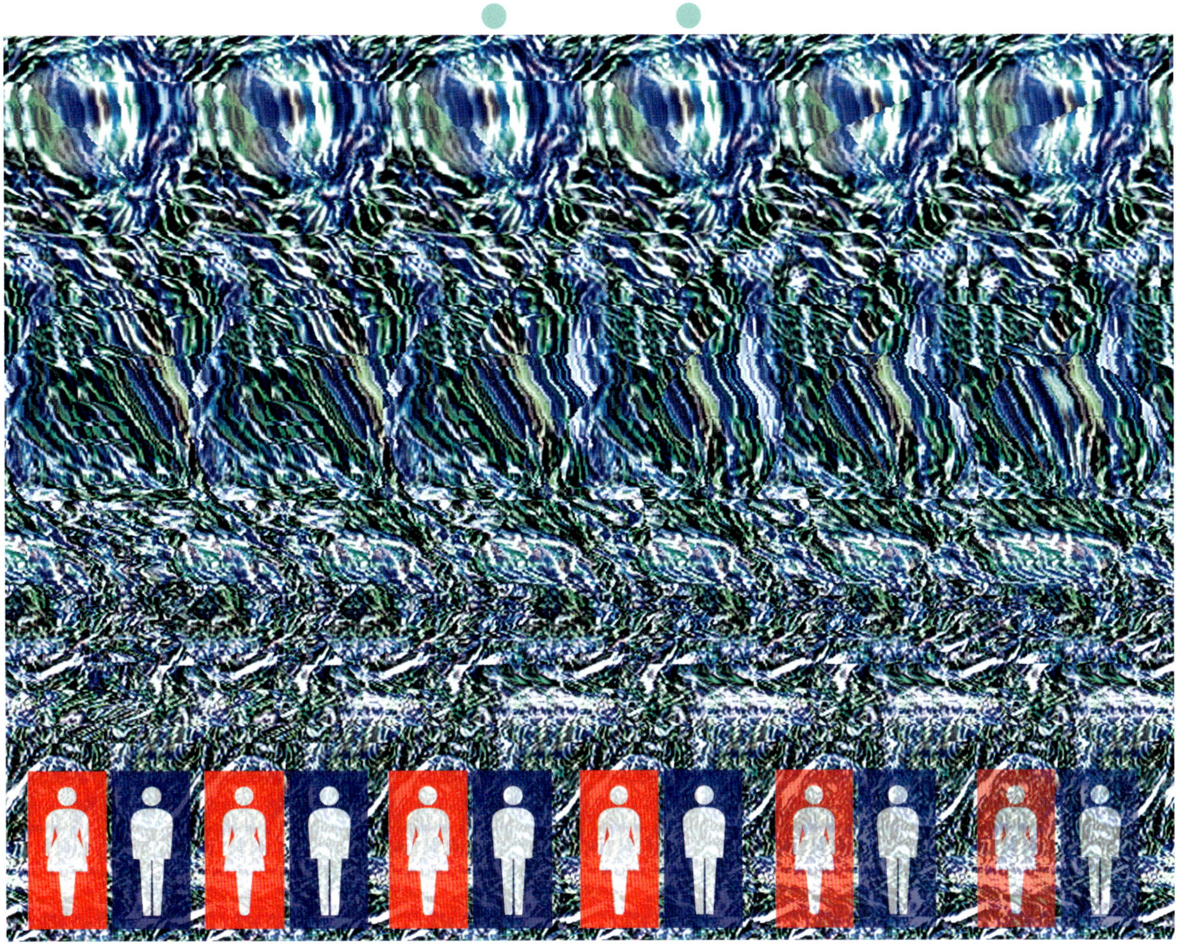

二つの性　間に暗くて深い河があるそうです

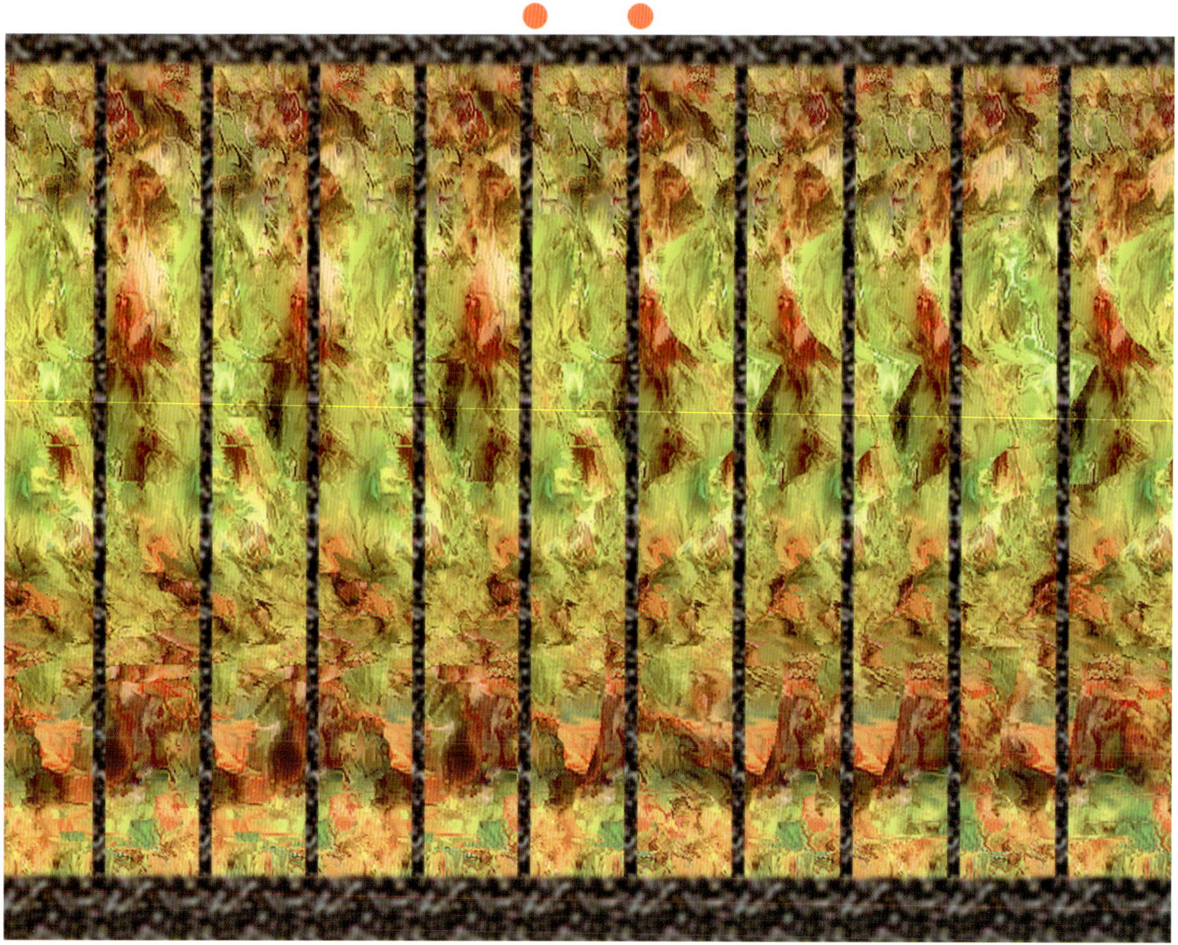

動物園にて　トラわれの身

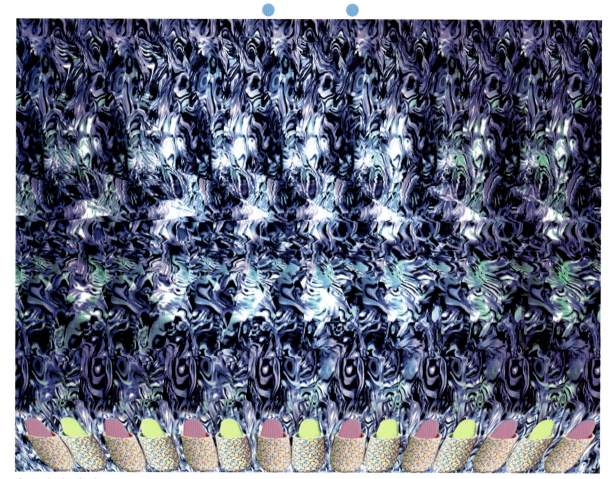

おつかれさま　ま、ま、お座りください

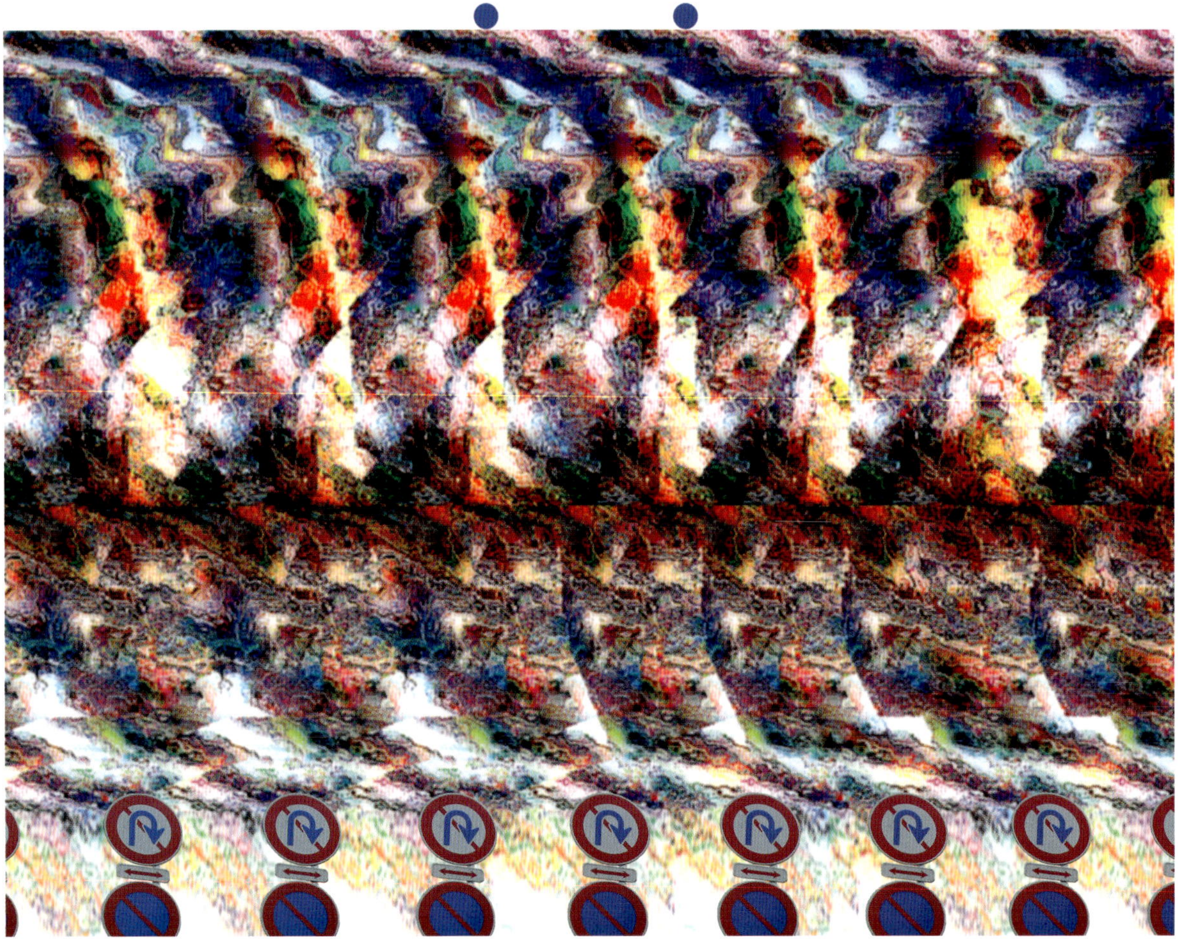

直進の反対　禁止地帯が多いですよ

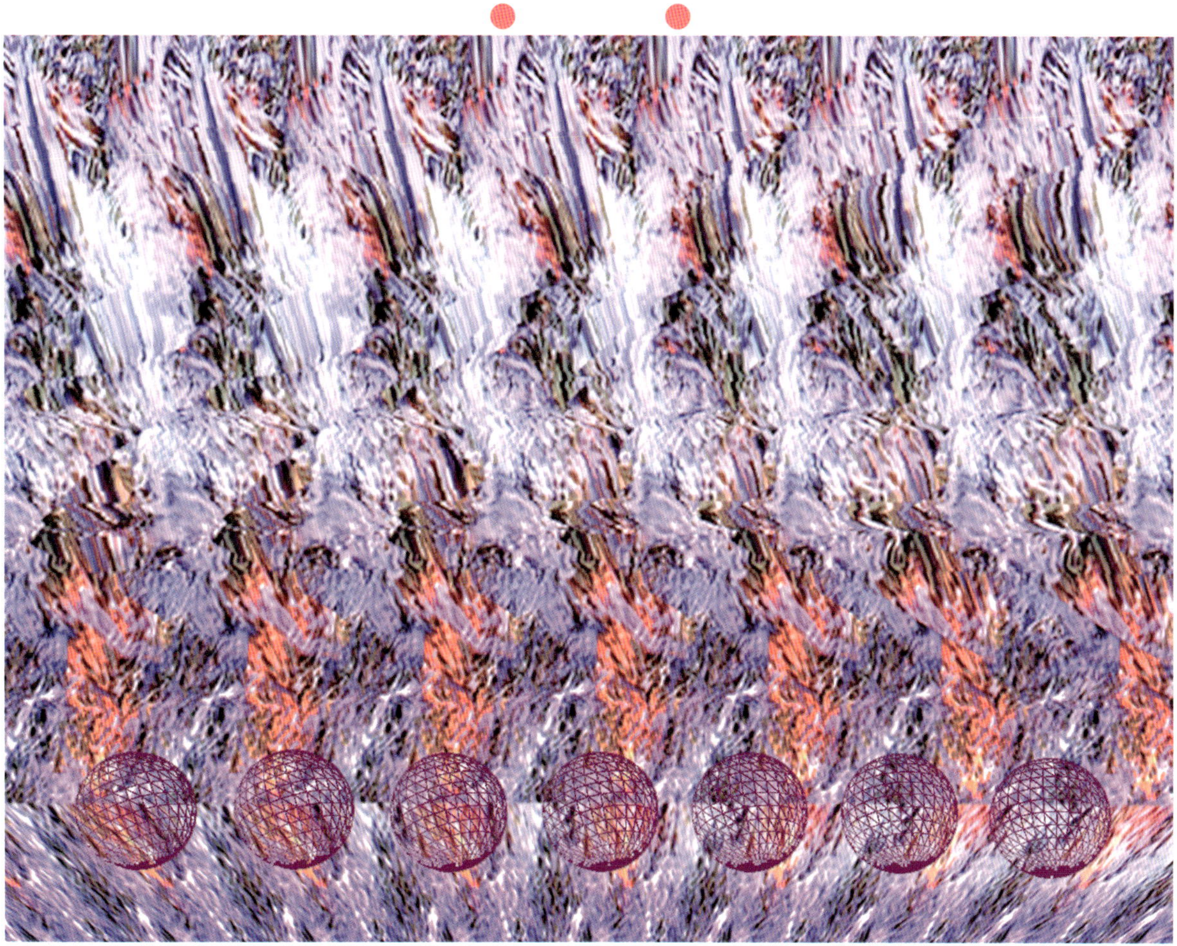

リラックス　のびのびストレッチ

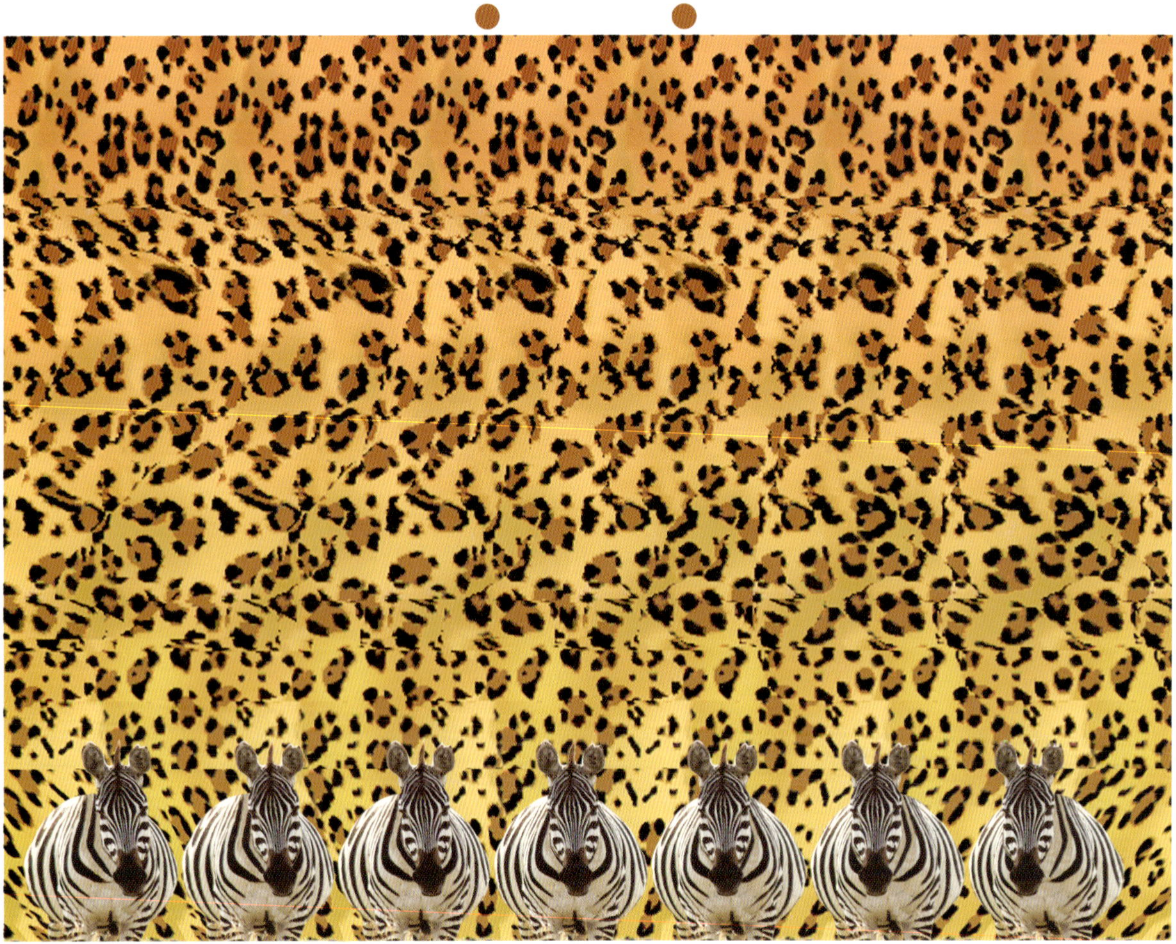

ハンター　ちょっとお昼を探しに

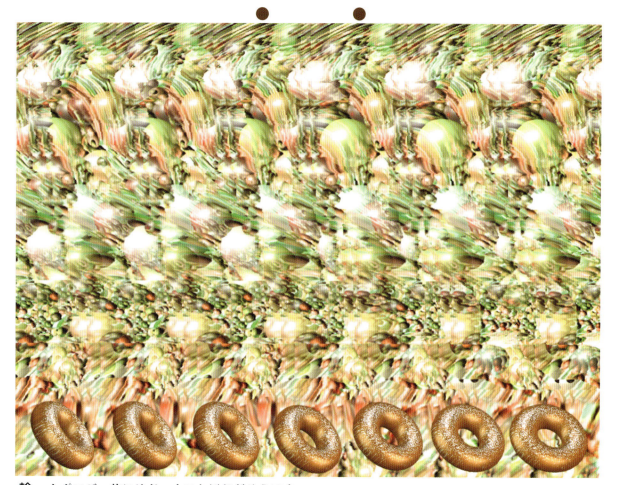

輪　トポロジー的にはドーナツと同じだそうです

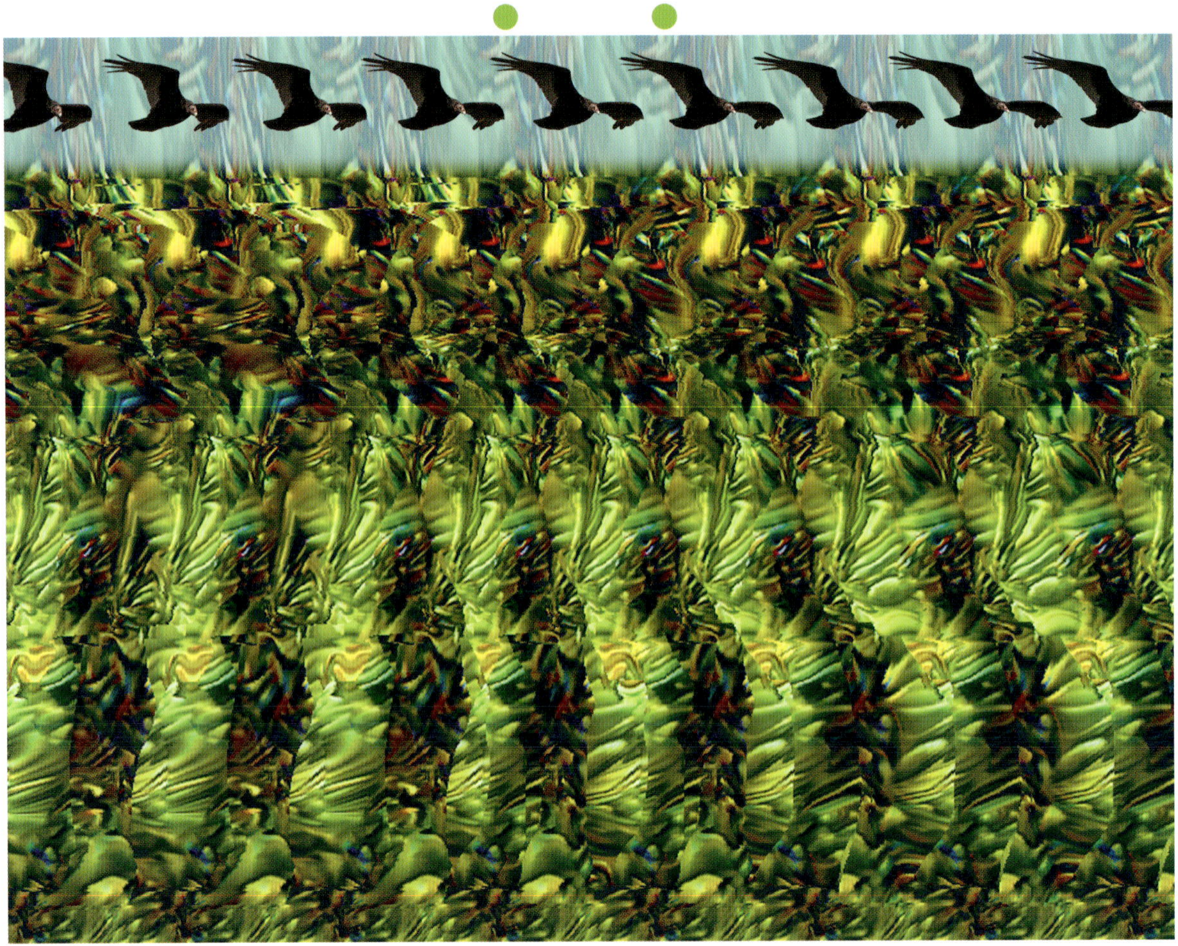

岩山に棲《す》む　夏は高所、冬は低所に行きます

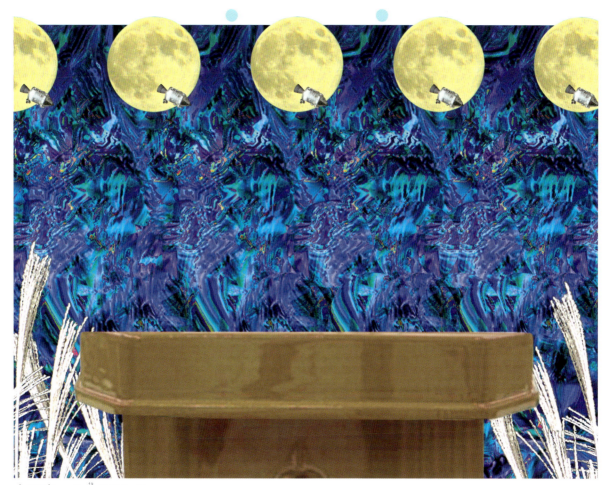

十五夜　お供《そな》えをして

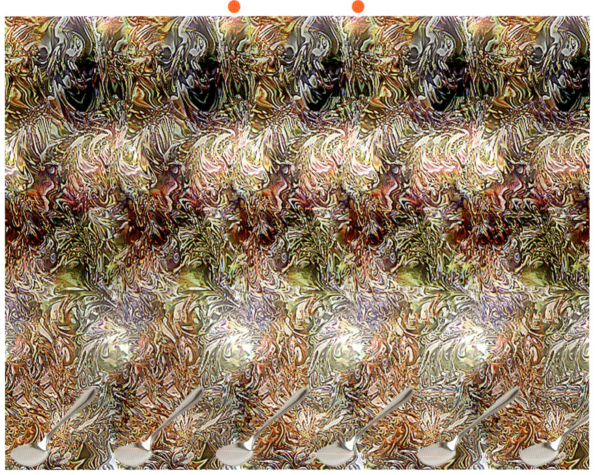

おやつにいかが？　プリプリと揺れます

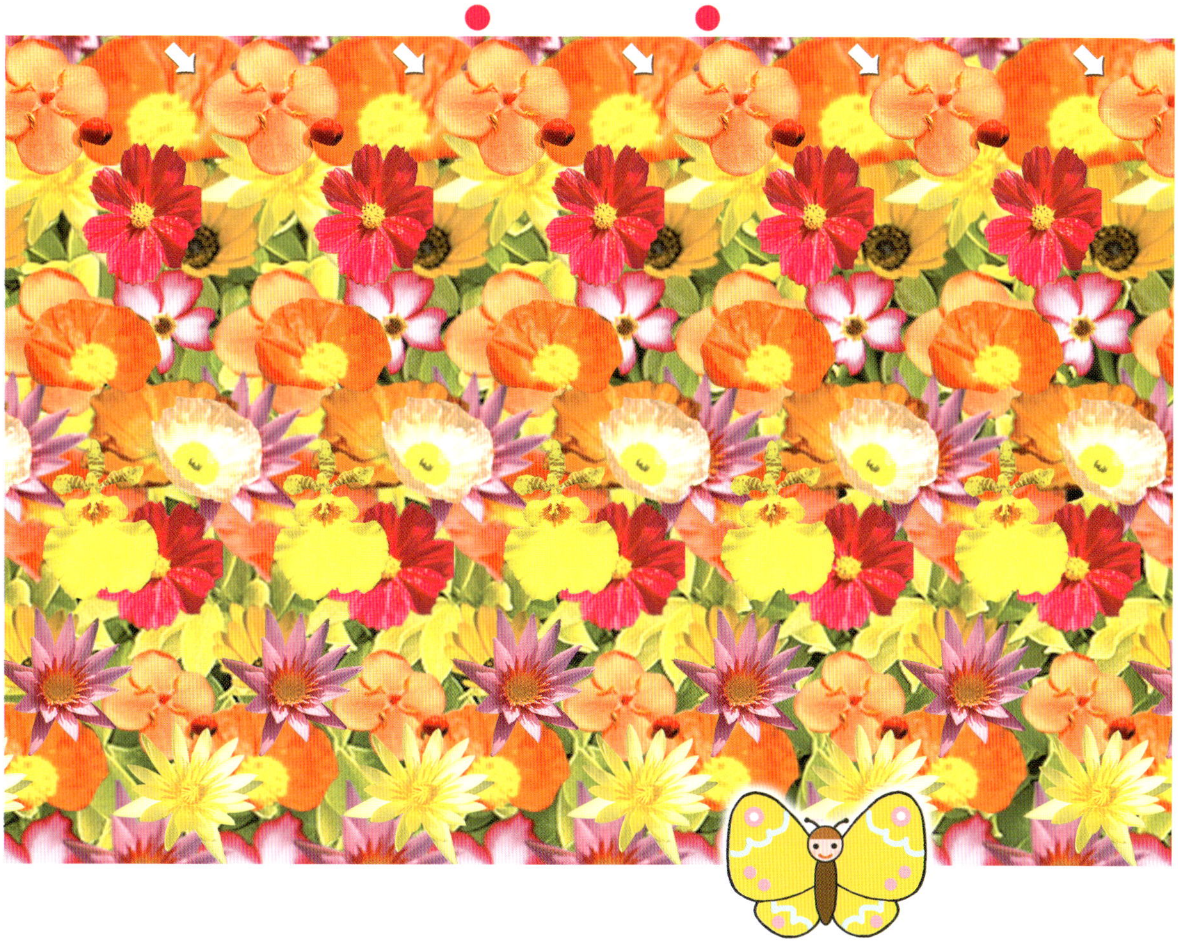

チョウの行く道　どの矢印まで飛びますか？

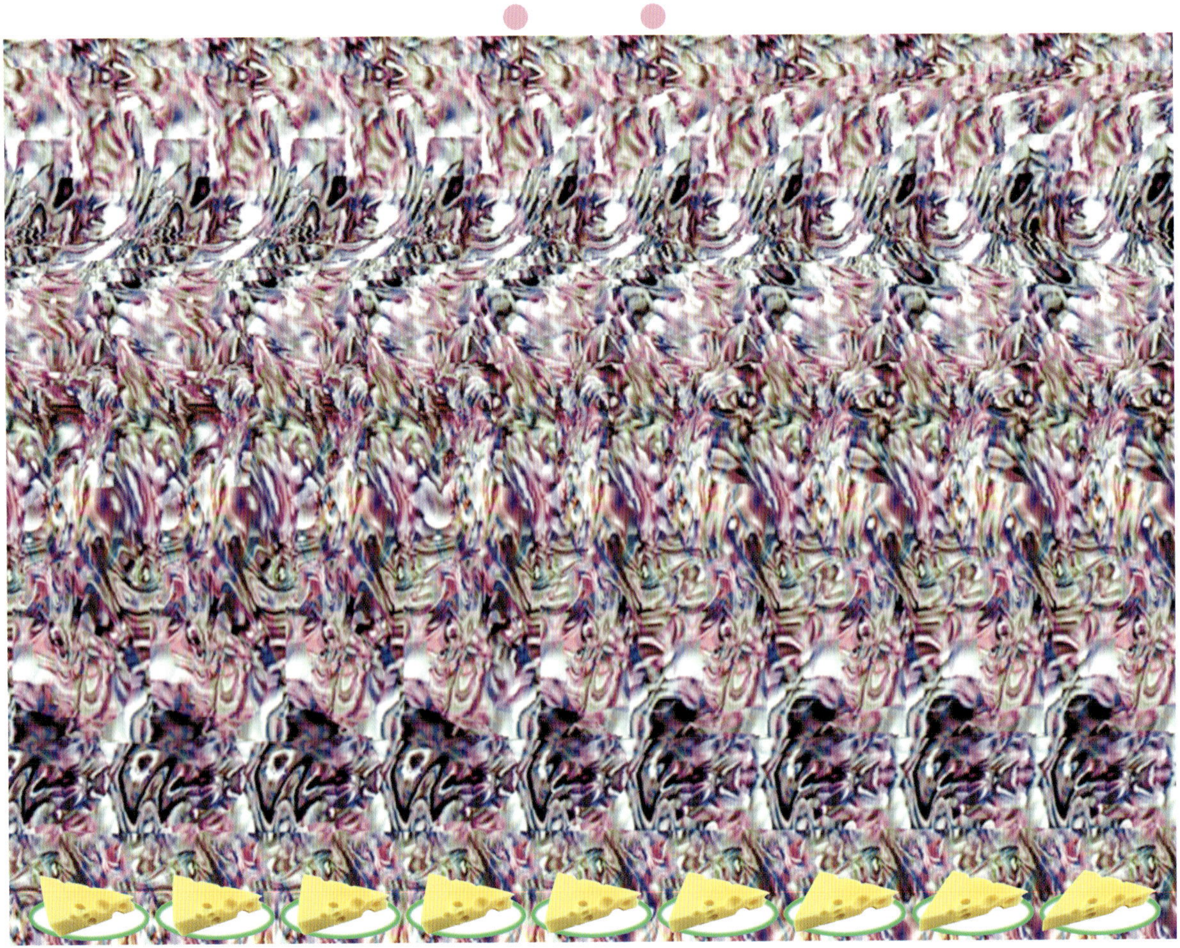

ディナー　フランスでは水代わり

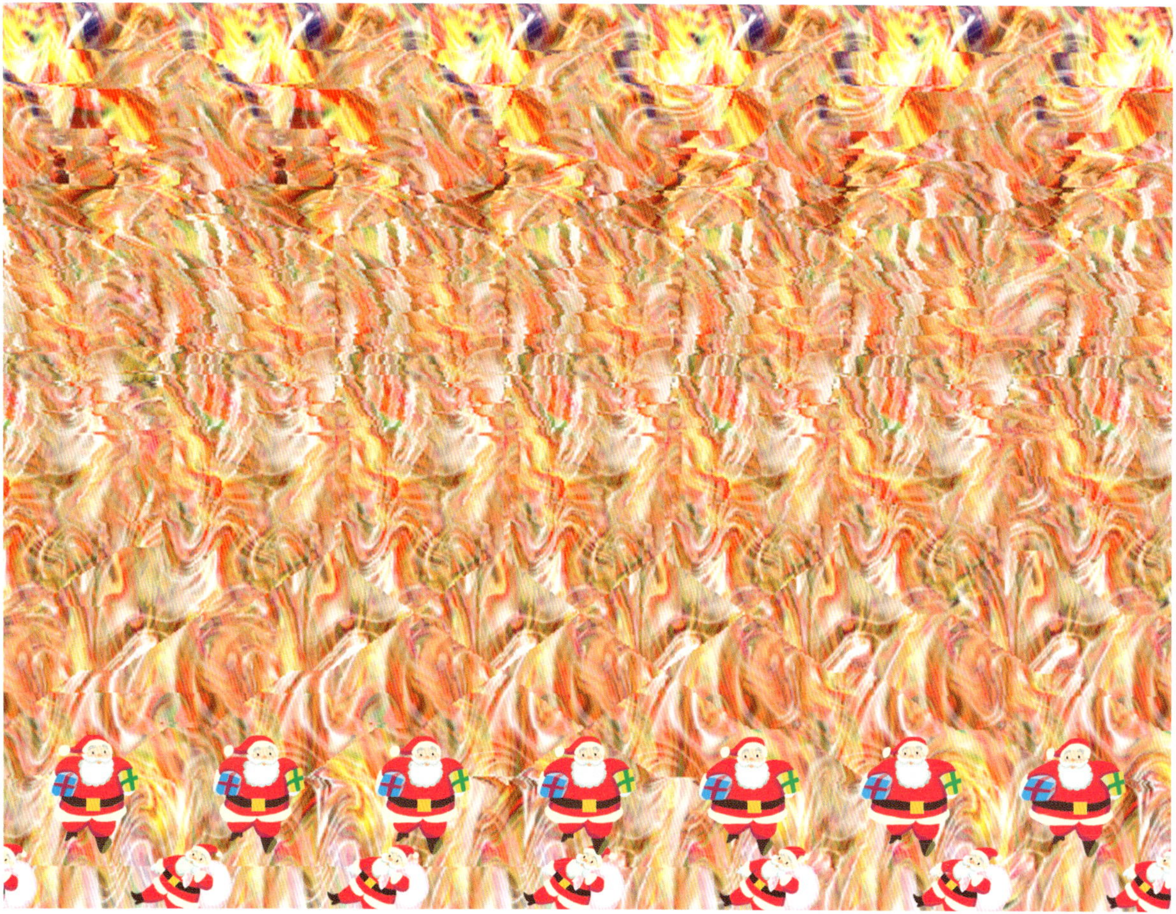

なにが入ってるかな？　いちばん楽しみにしてました

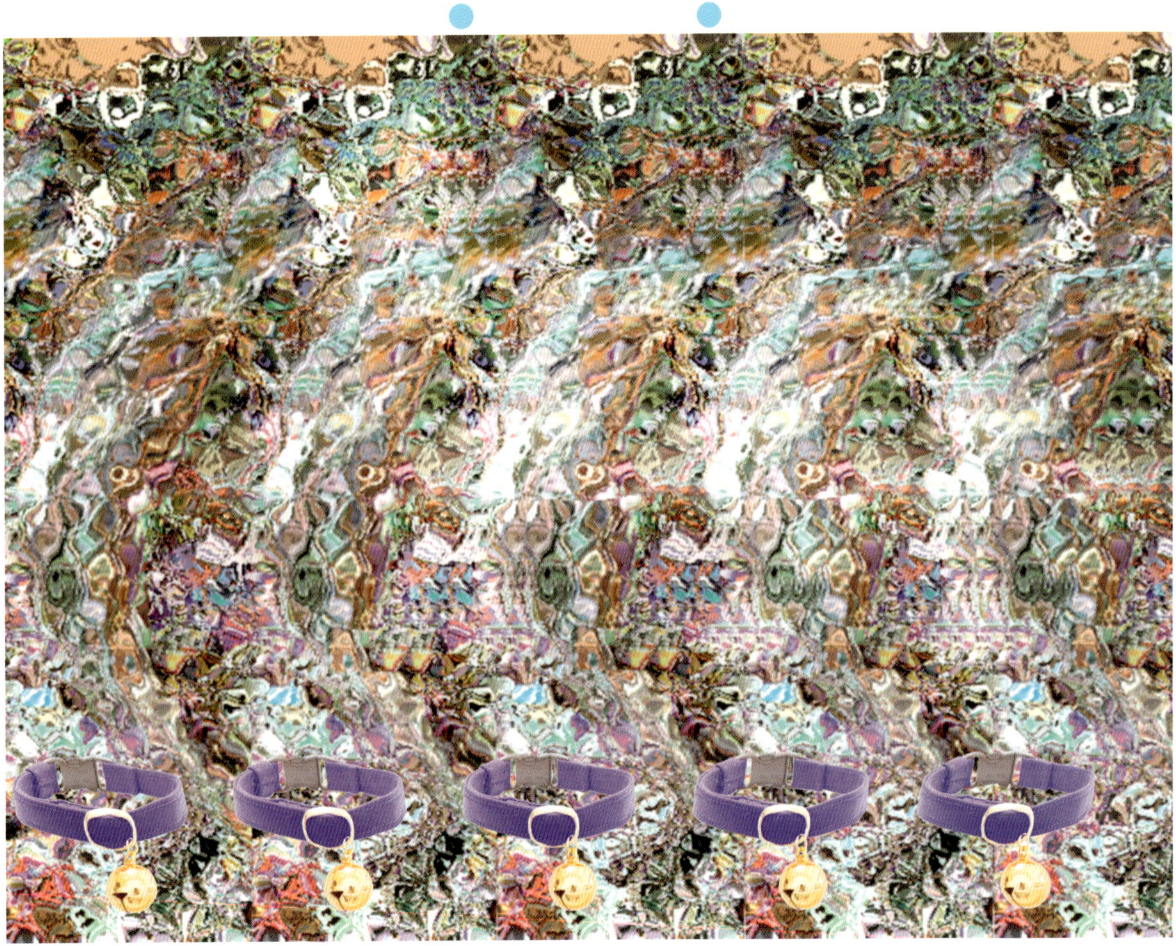

ナーゴ！　いま空前のブーム！

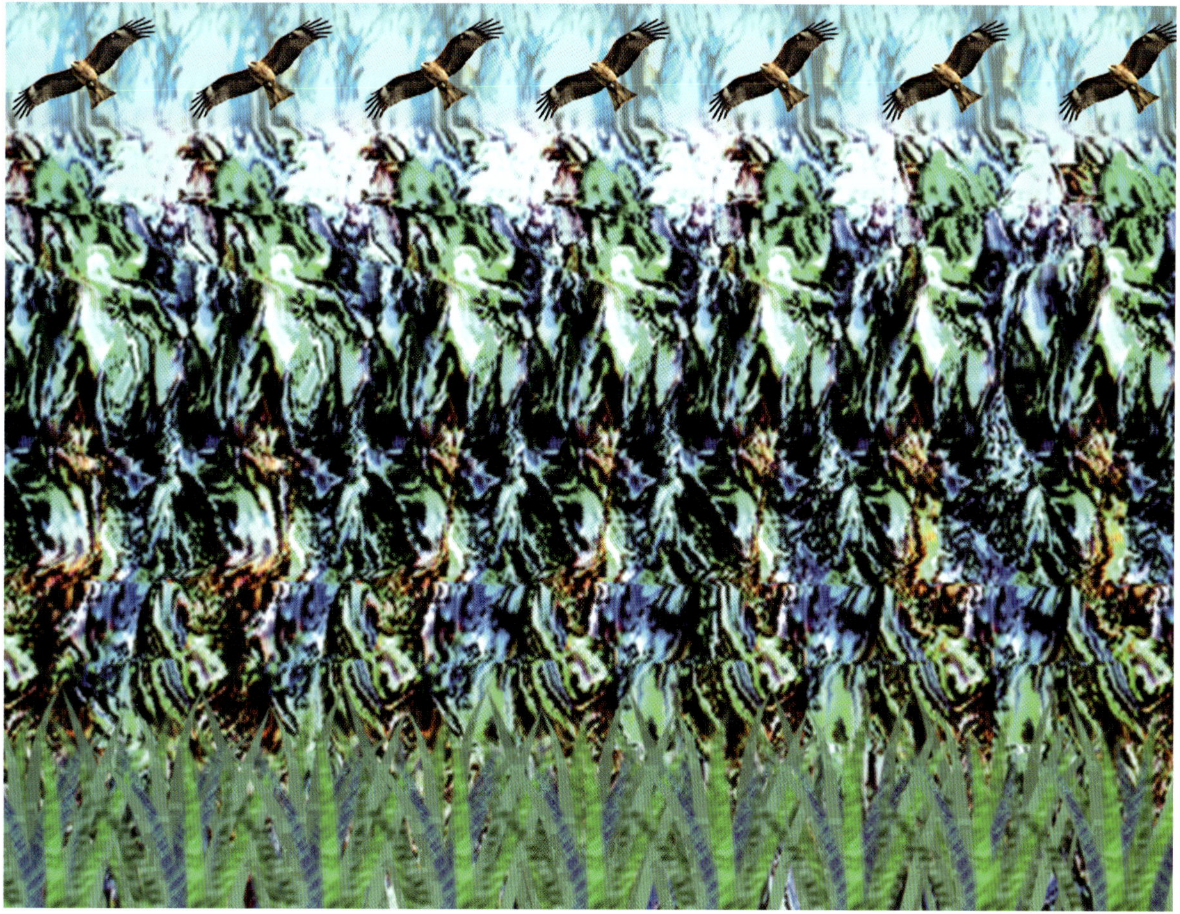

ホップ、ステップ…　オーストラリアの大草原

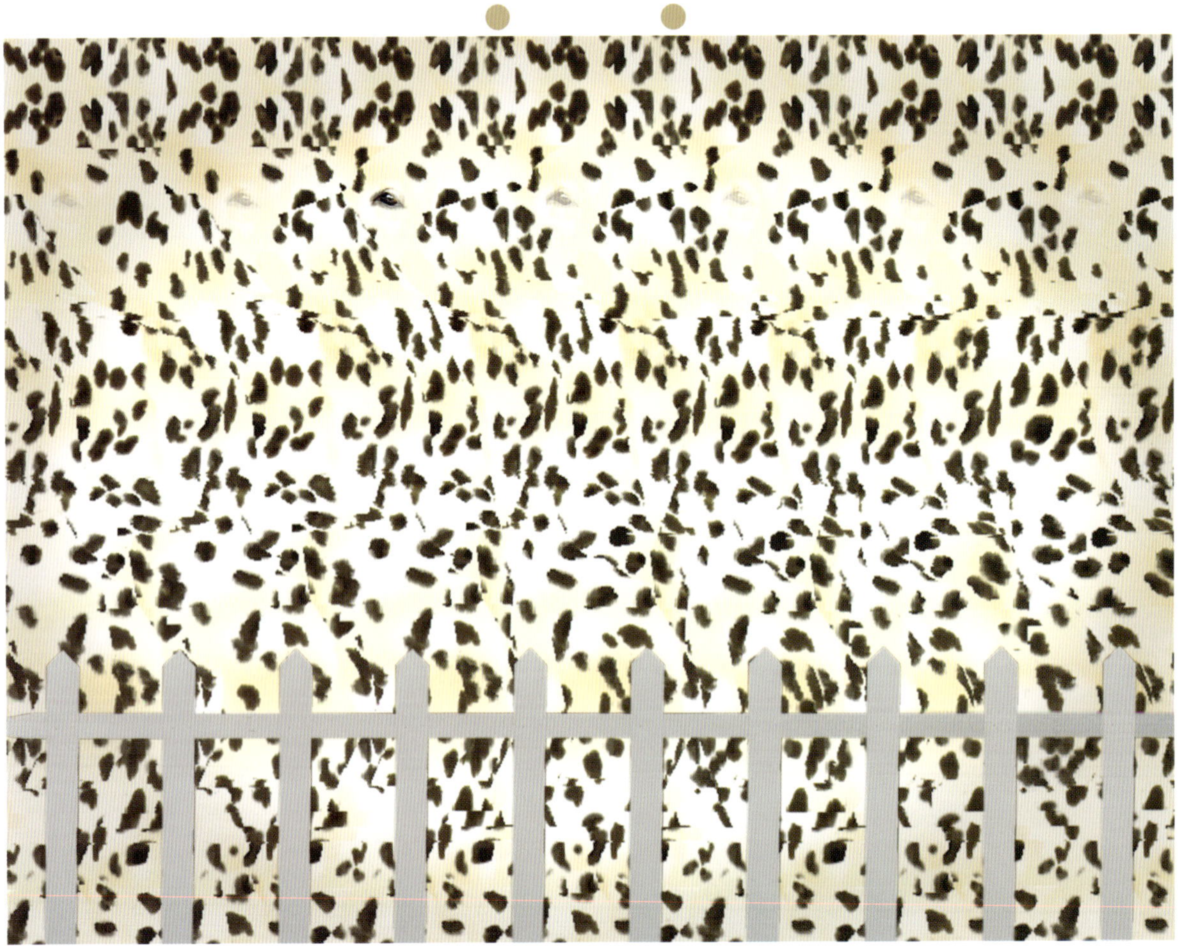

放し飼い　咬《か》まないから大丈夫！

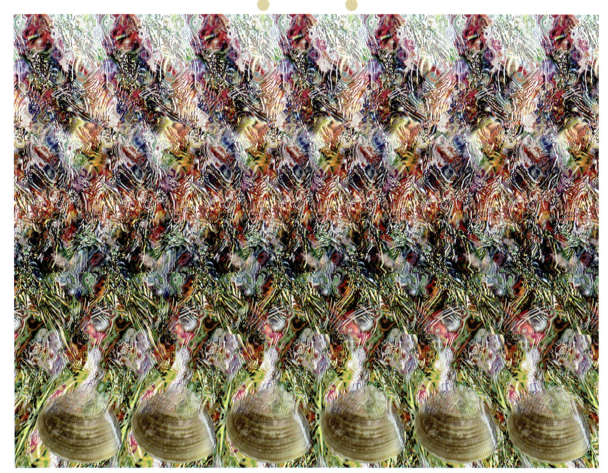

カツオーッ！　潮干狩りでとるのは無理でしょう

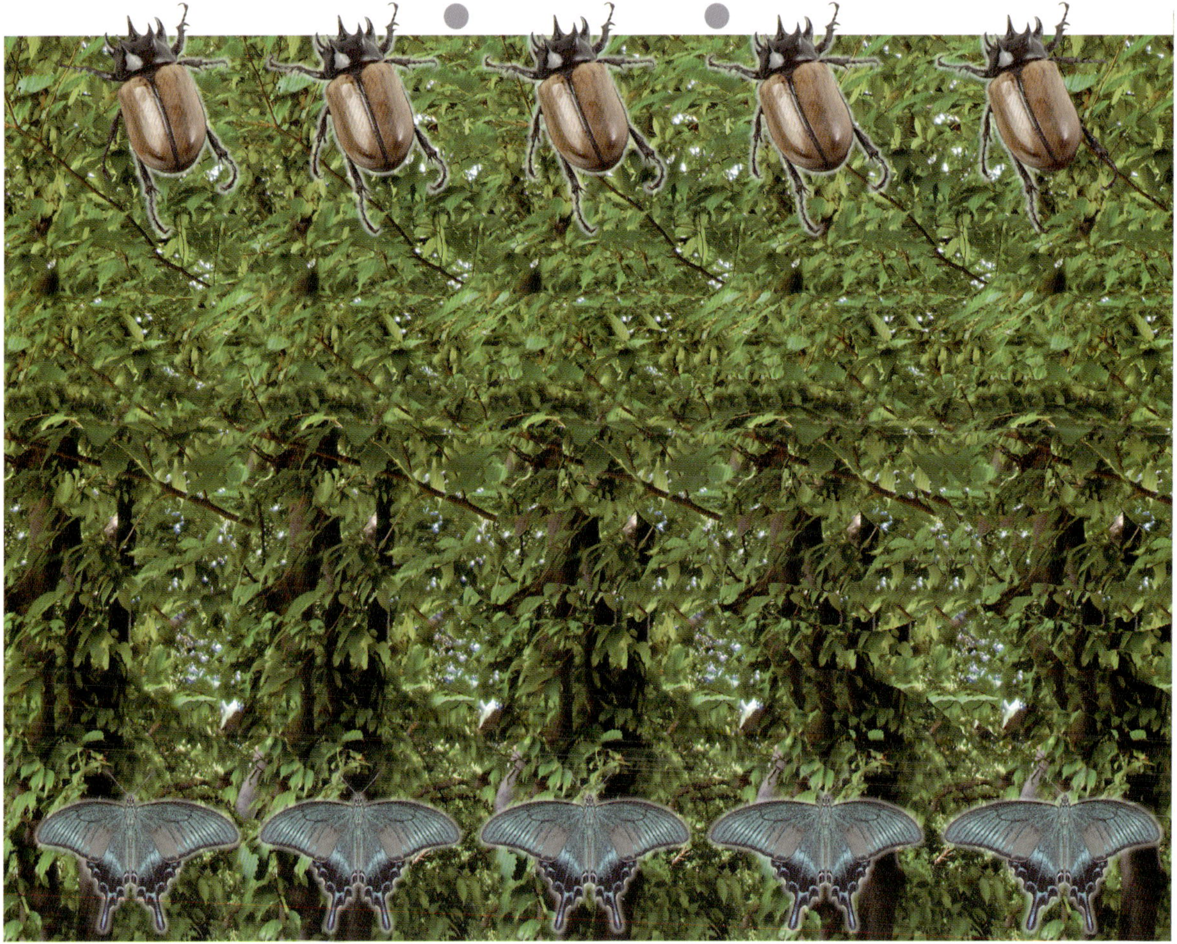

昆虫採集の宝もの　ツノなのかハサミなのか？

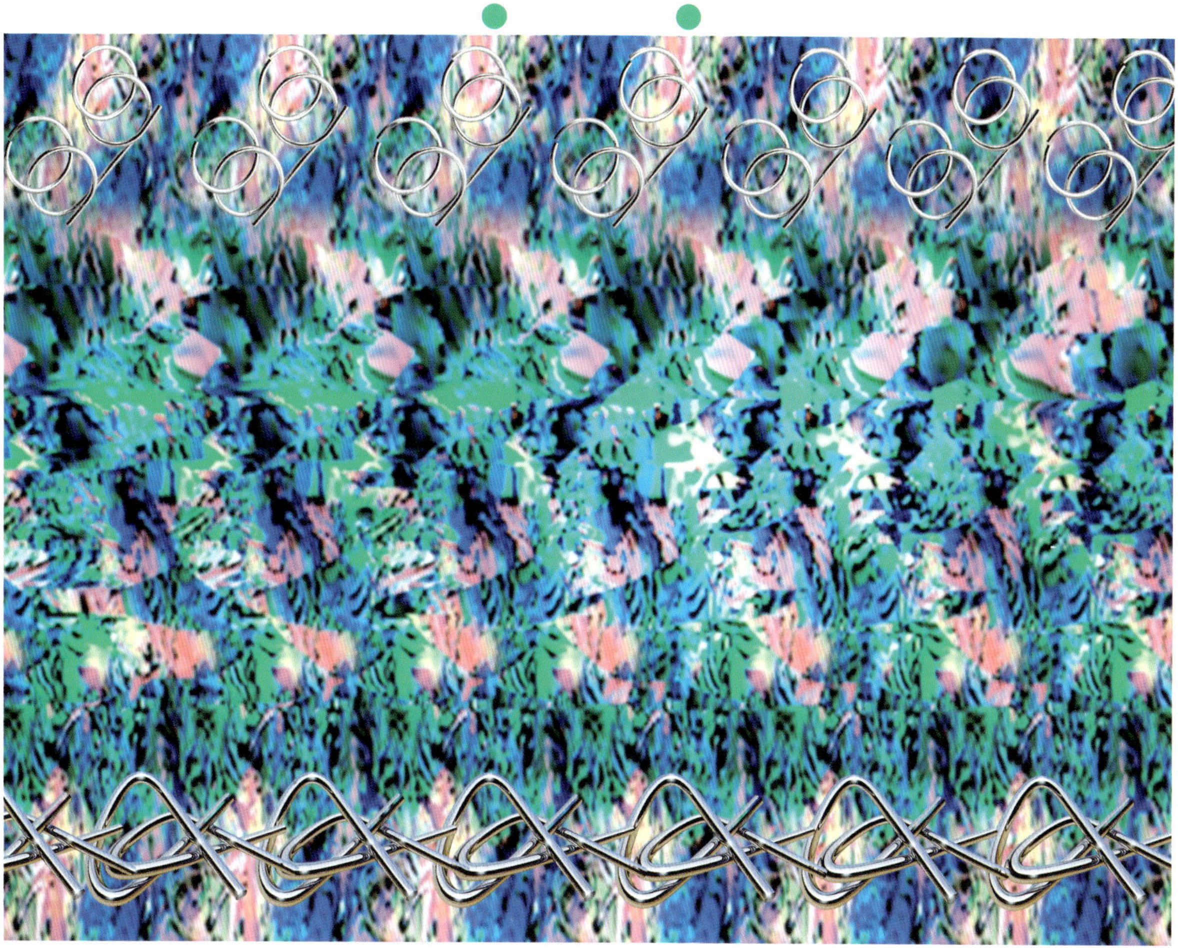

固い結びつき　輪っかがつながって

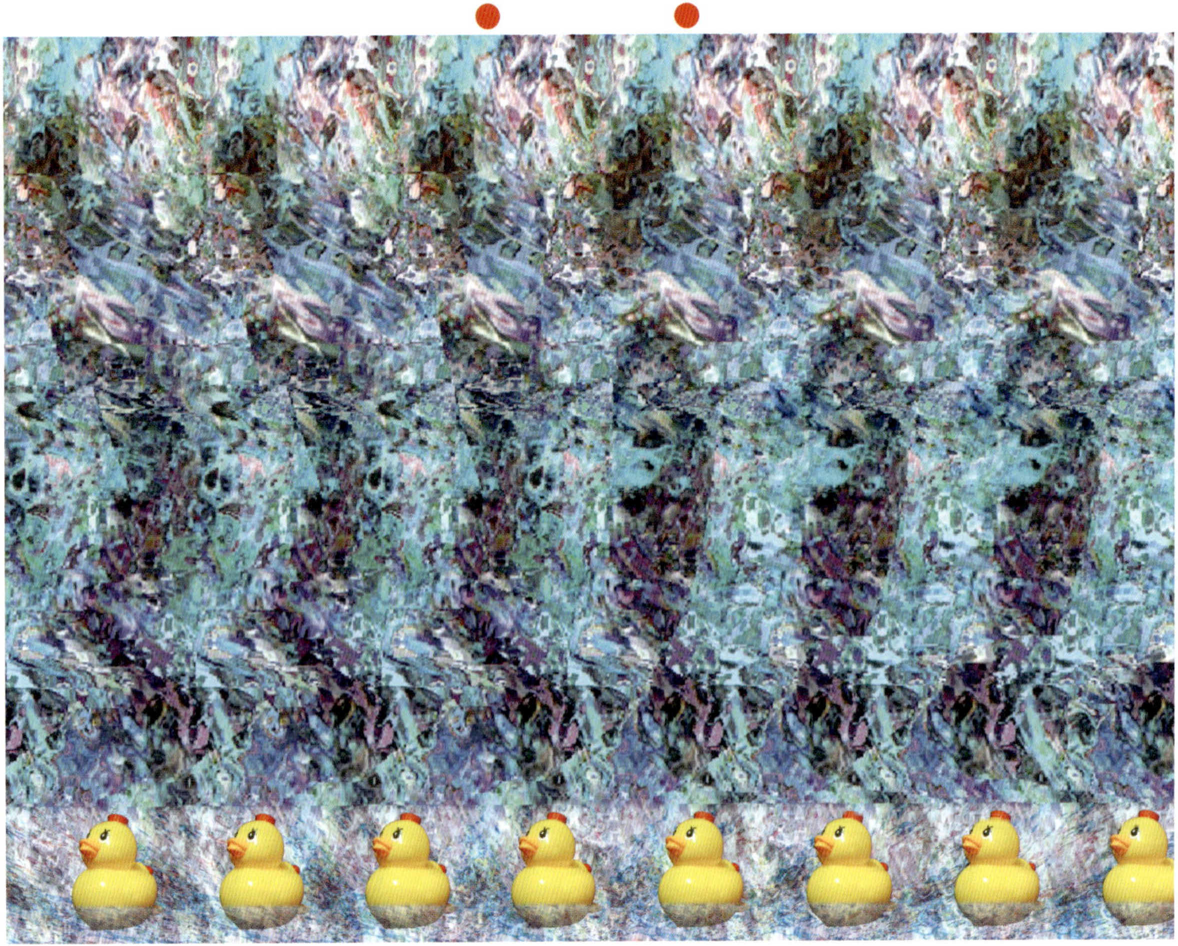

優雅　みにくいアヒルの子

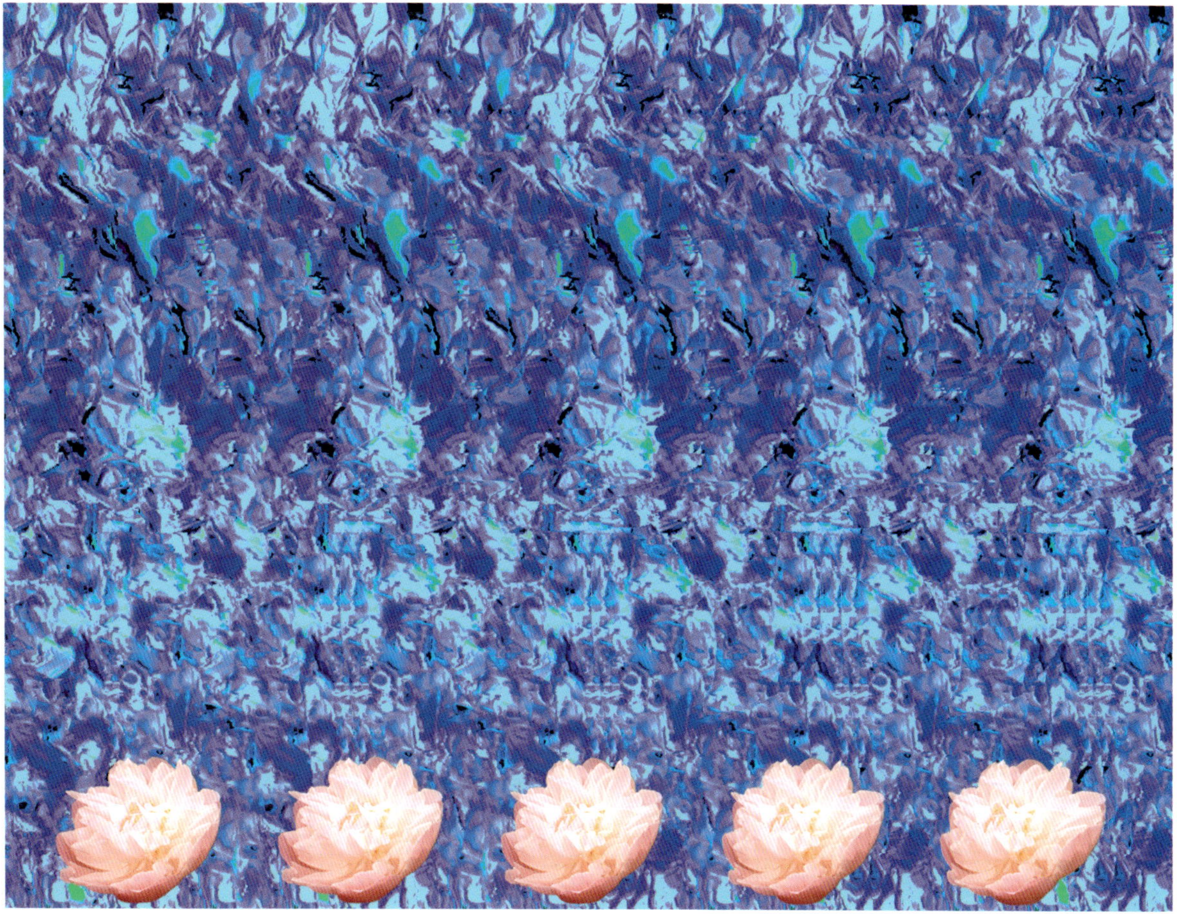

清楚　美しい女性のようです

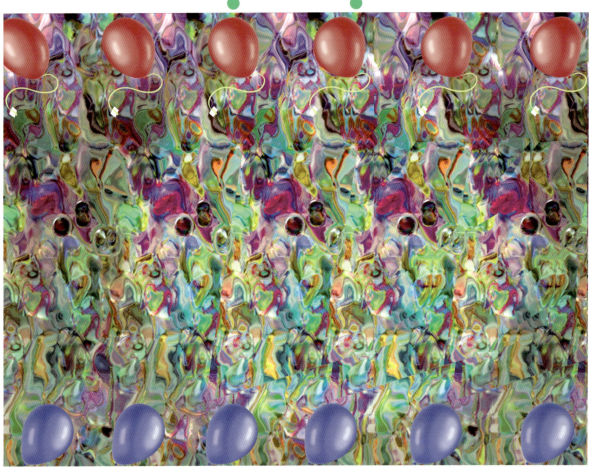

エコロジー飛行　願いをのせて飛んで行きます

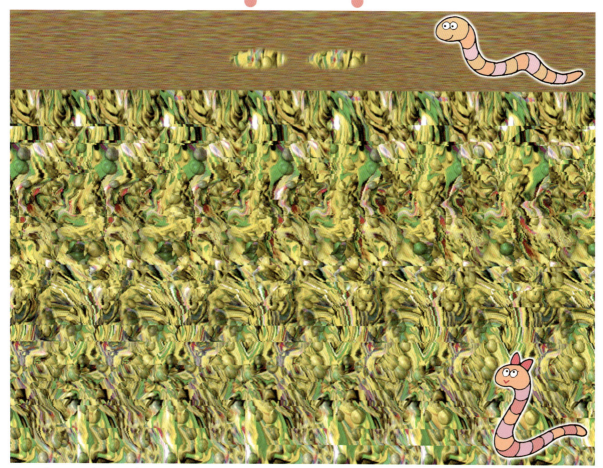

ミミズのミミ夫くんが、ミミ子さんのところまで行くトンネルを見つけてあげて

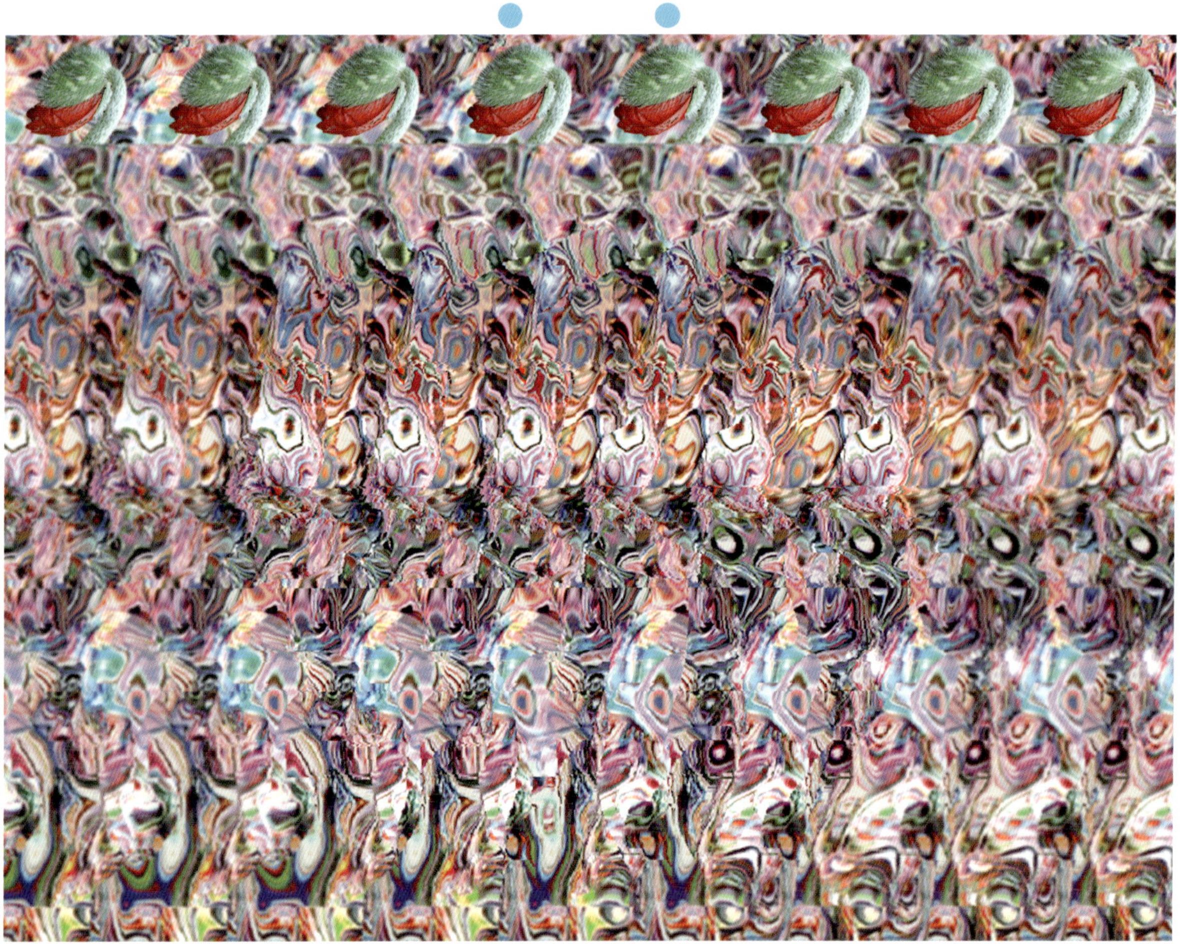

虞《ぐ》美《び》人《じん》草《そう》　まるでペーパーフラワー

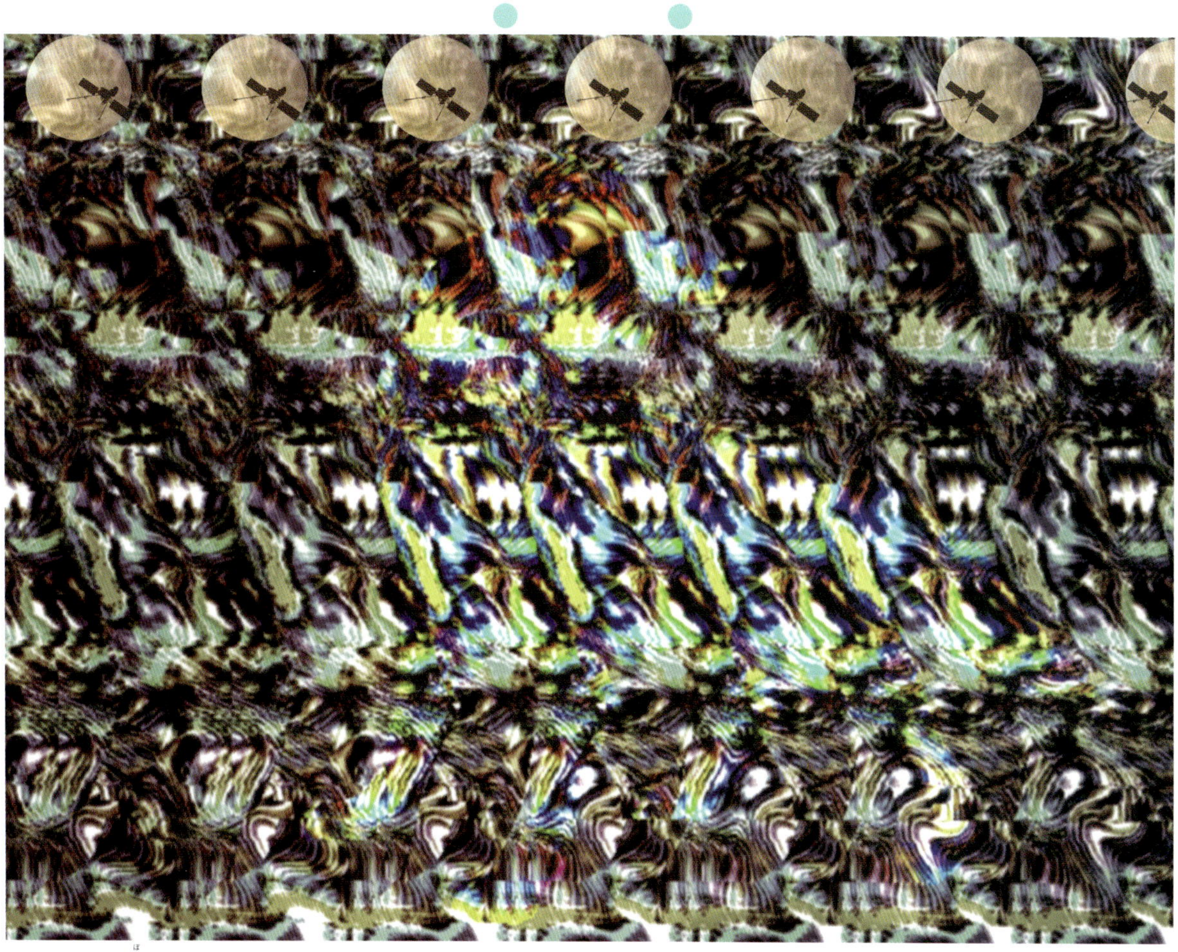

月夜の遠吠《ぼ》え　群れで狩ります

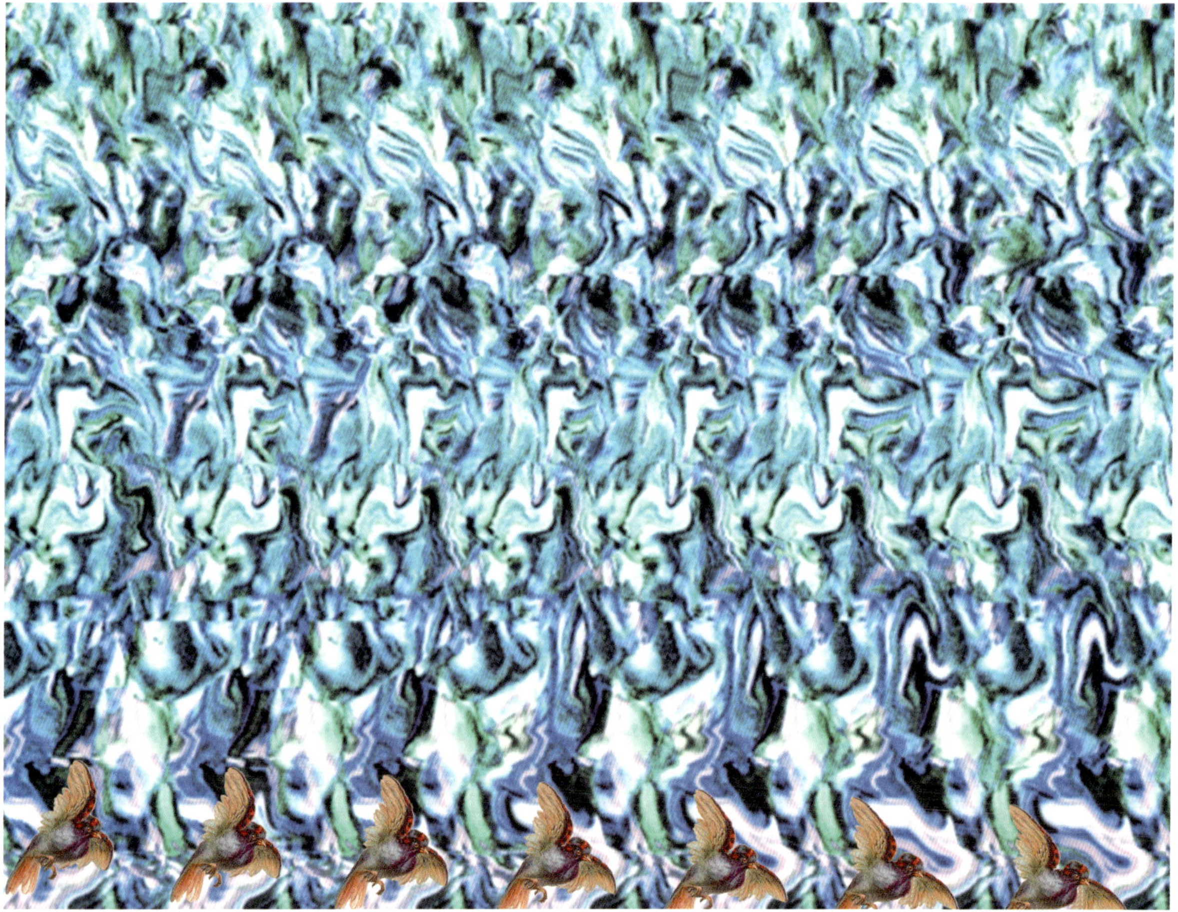

巨大獣　でも鳥の祖先なんだそうです

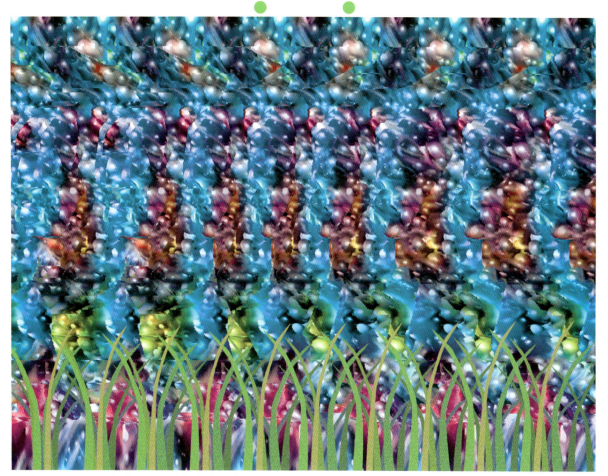

草食獣　見かけと違って穏やかなんです

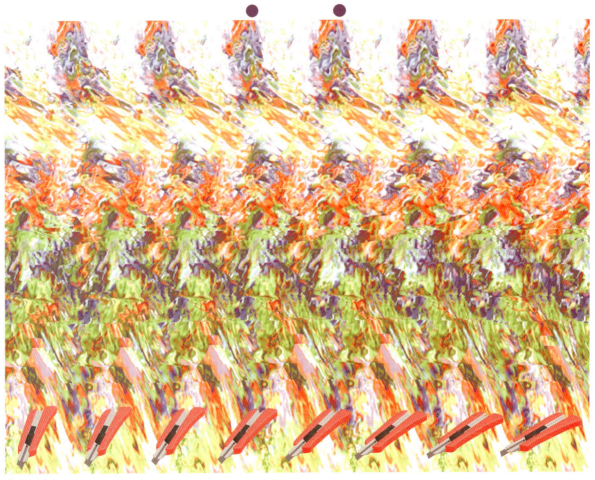

文房具　上手に切ってね

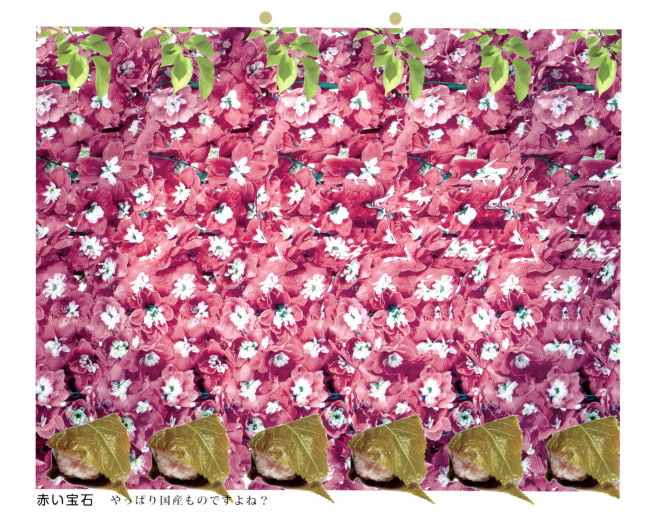

赤い宝石　やっぱり国産ものですよね？

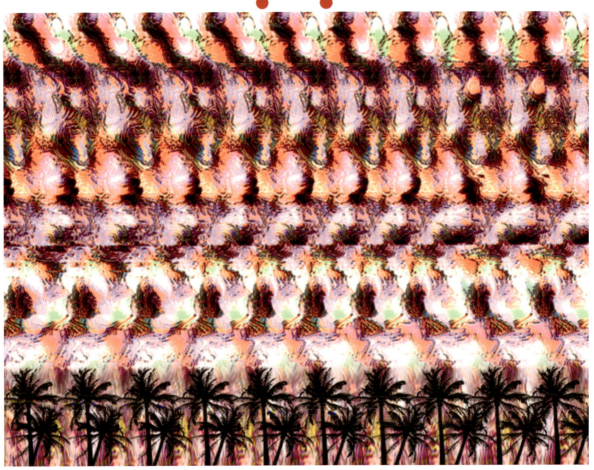

南国の花　髪に飾って

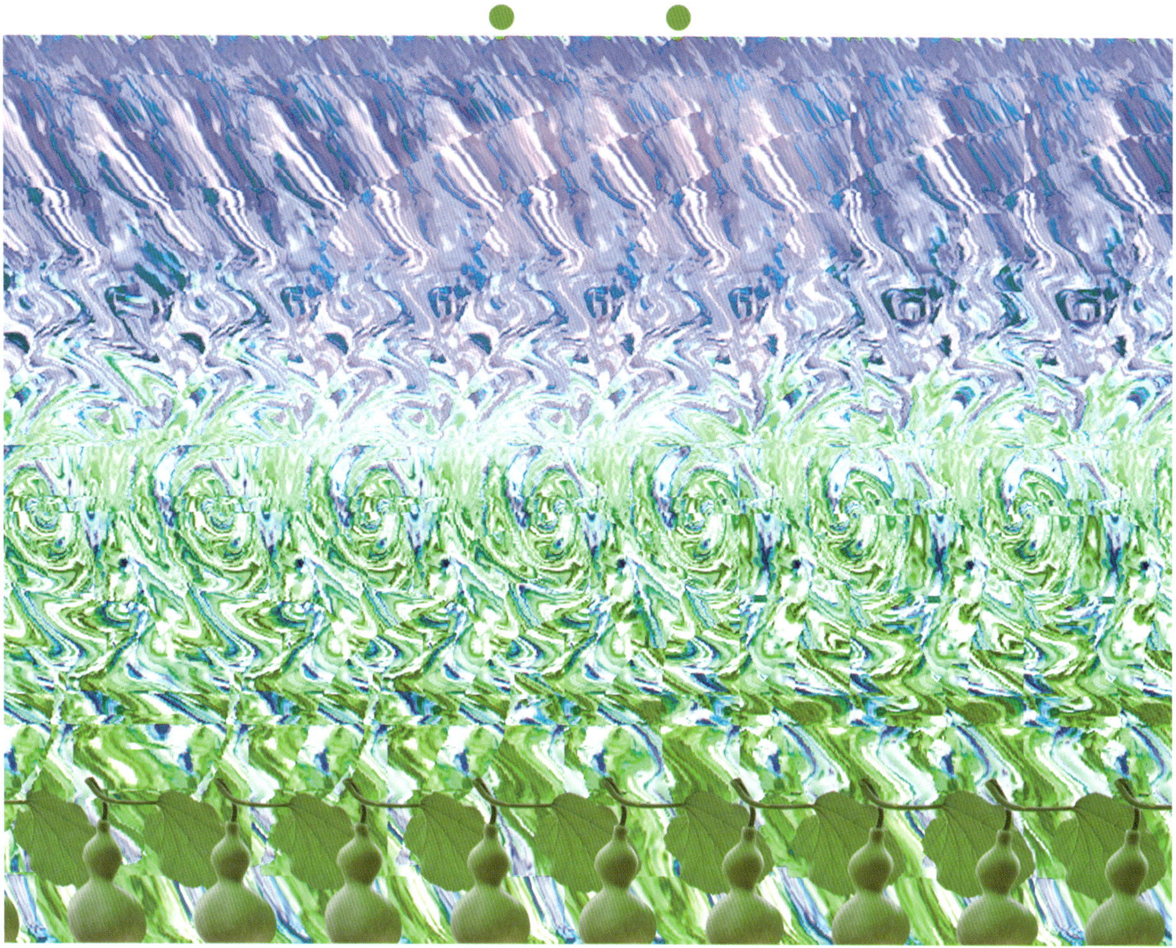

開いたりしぼんだり　早起きしないと見られません

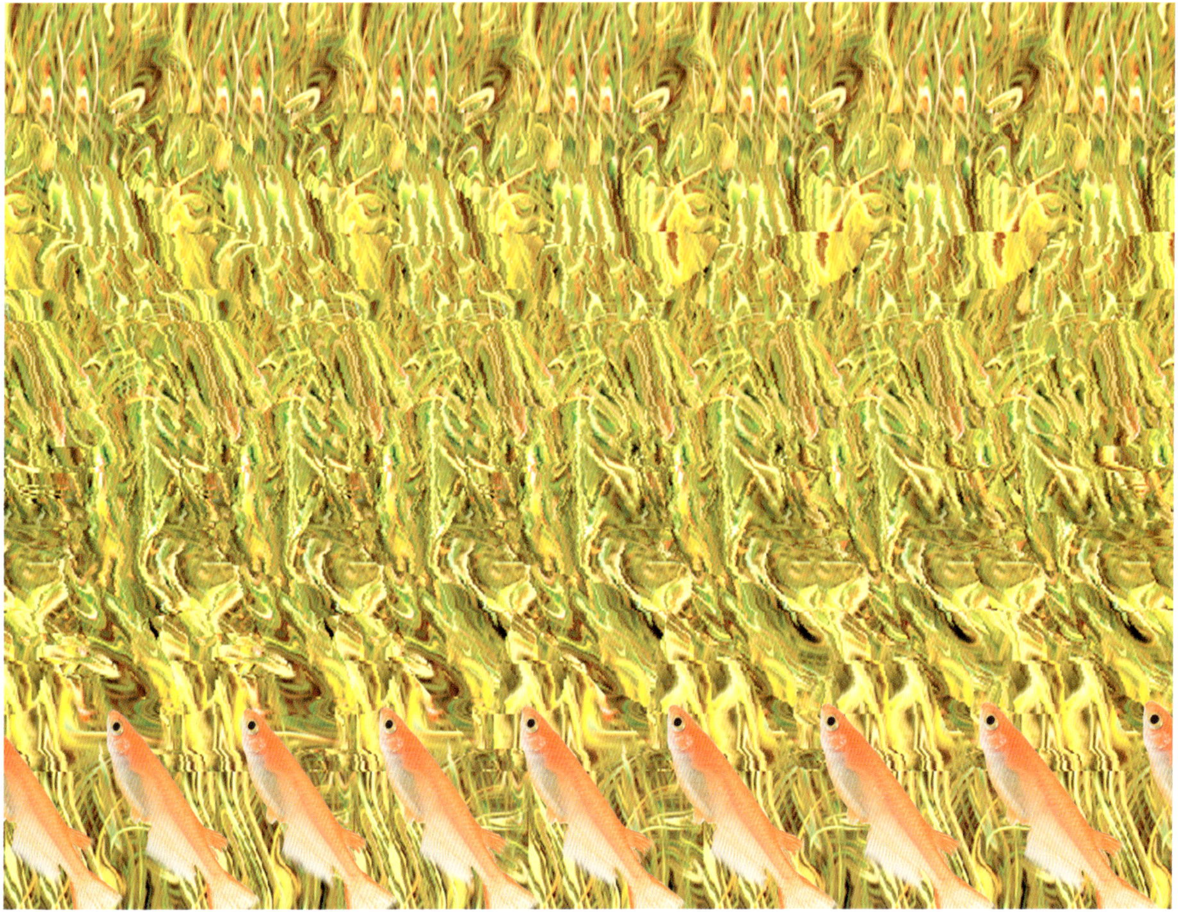

縁日のお土産　元はフナとはね～

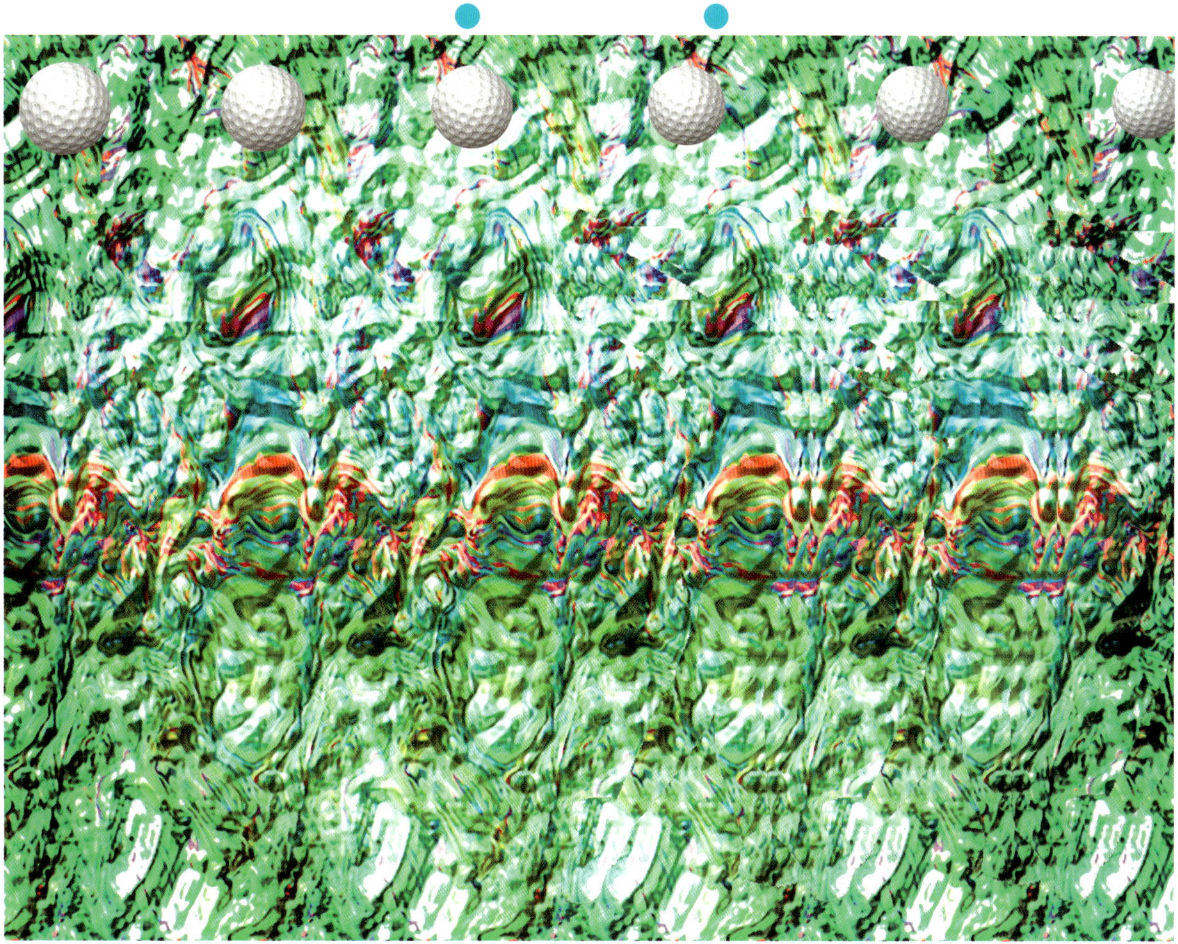

ナイスショッ！　距離は何ヤード？

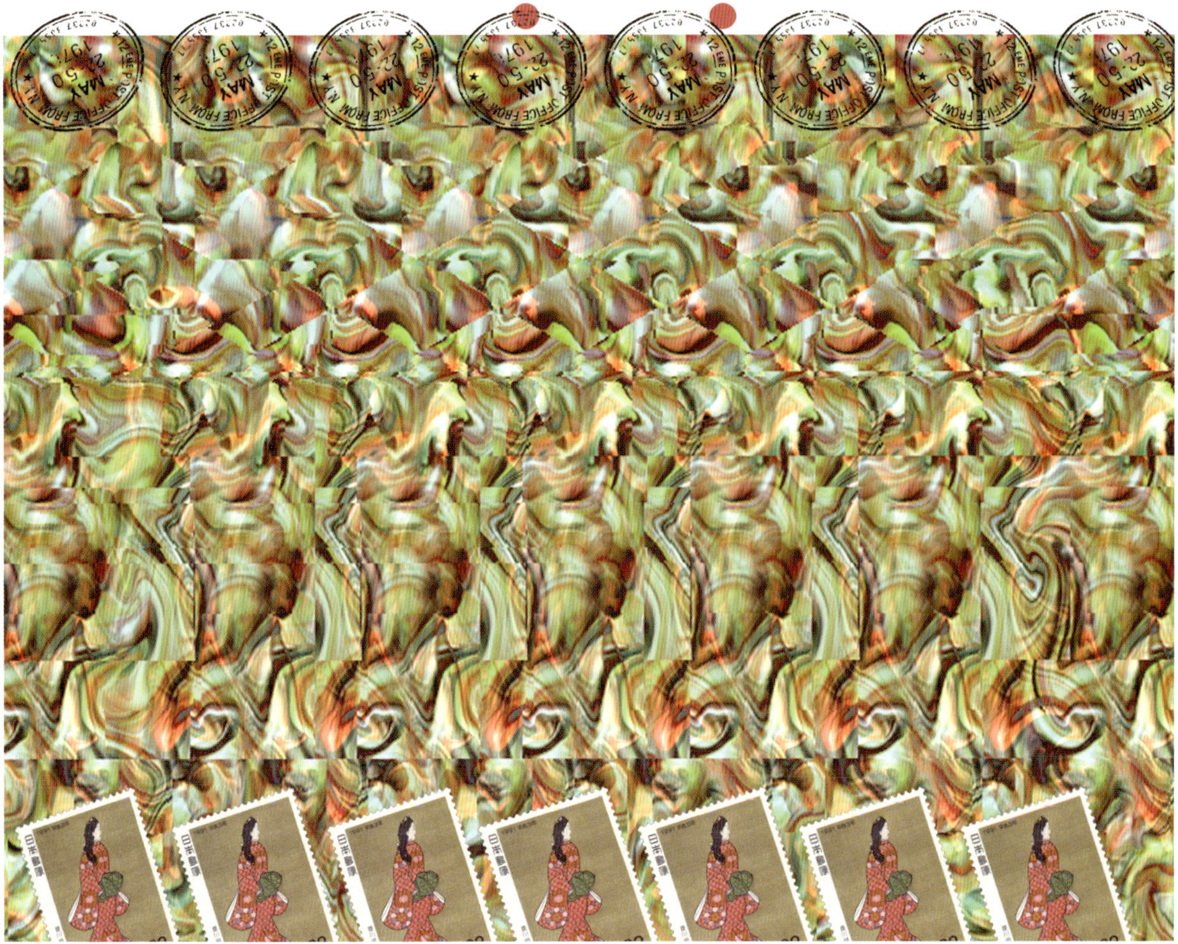

メール？　たまには書いてみませんか

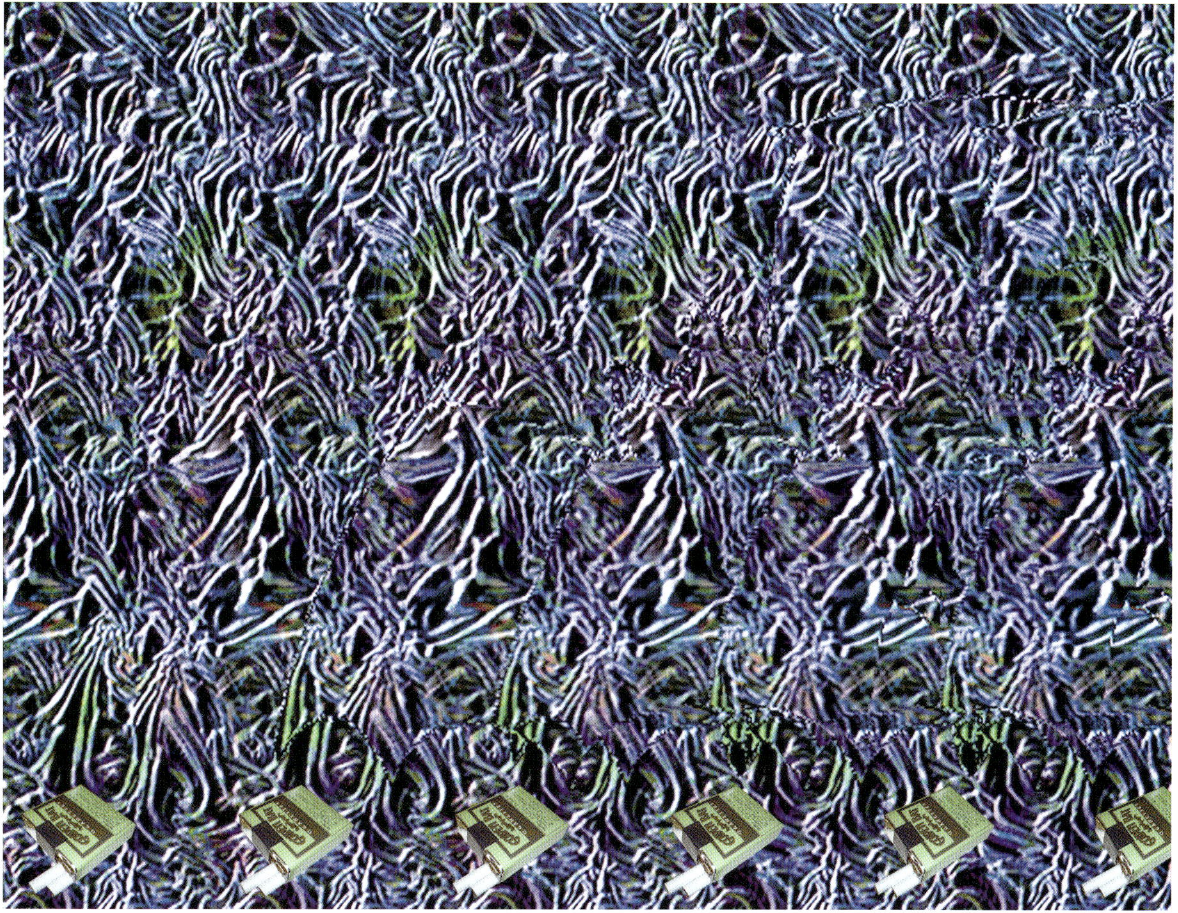

仲間外れ　鳥からもけものからも

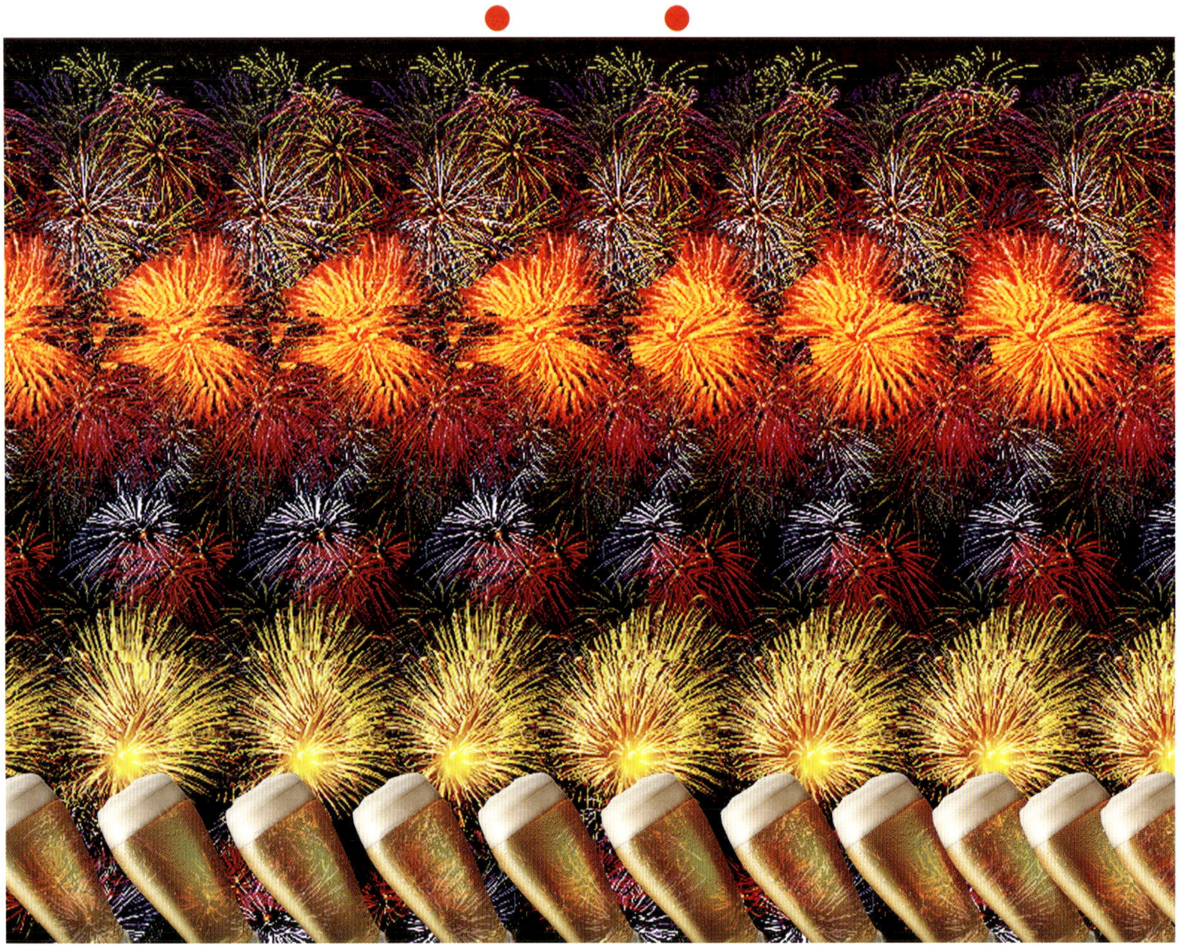

風の音色　これを聞きながら、ちょっと一杯

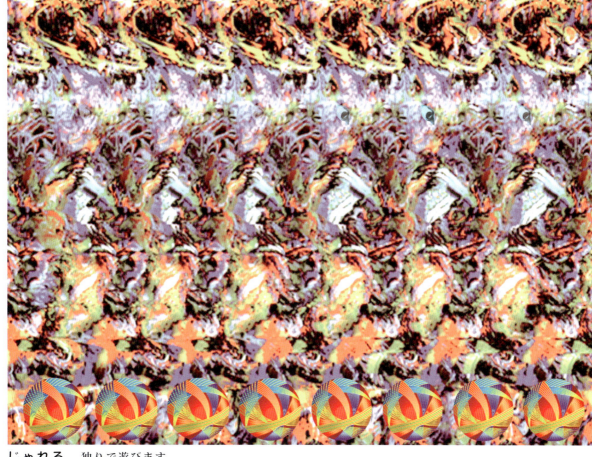

じゃれる　独りで遊びます

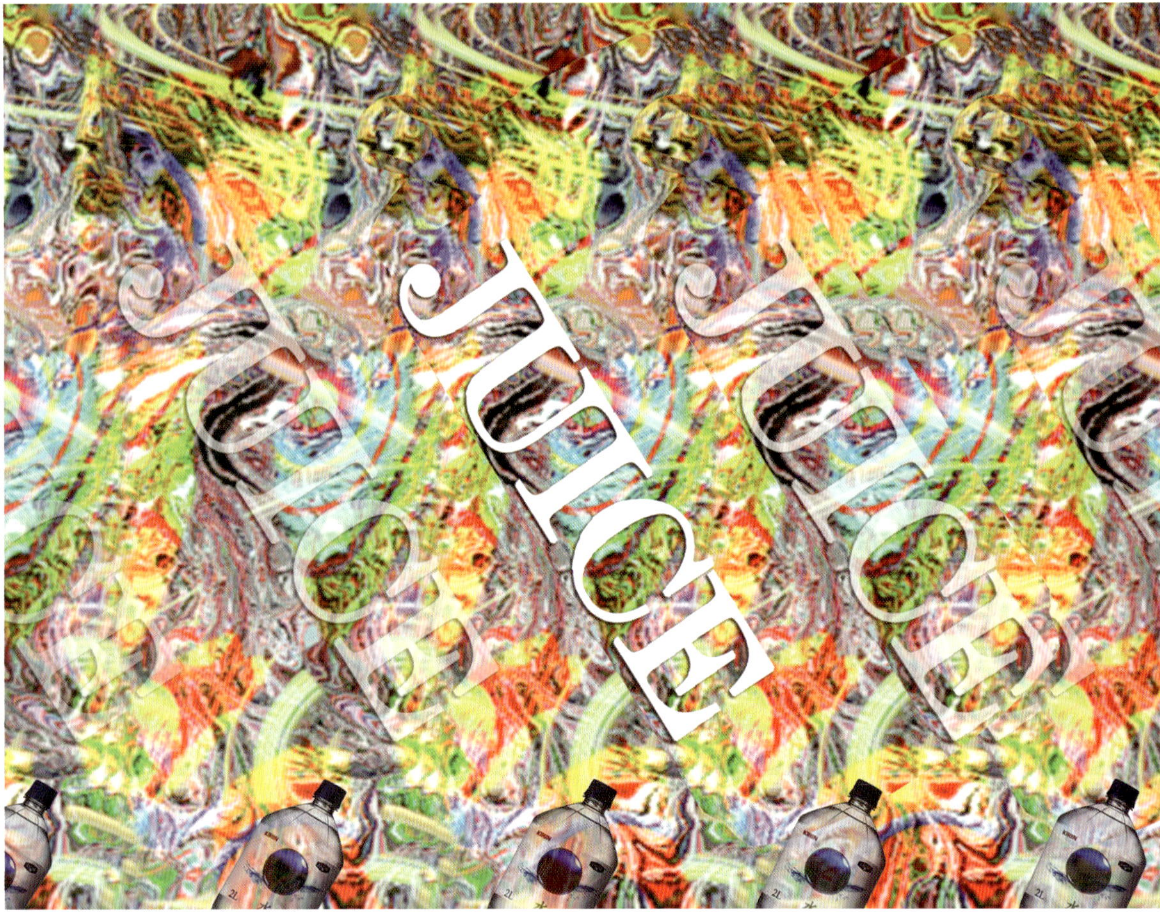

ングッ、ングッ　ポイ捨てはやめてね

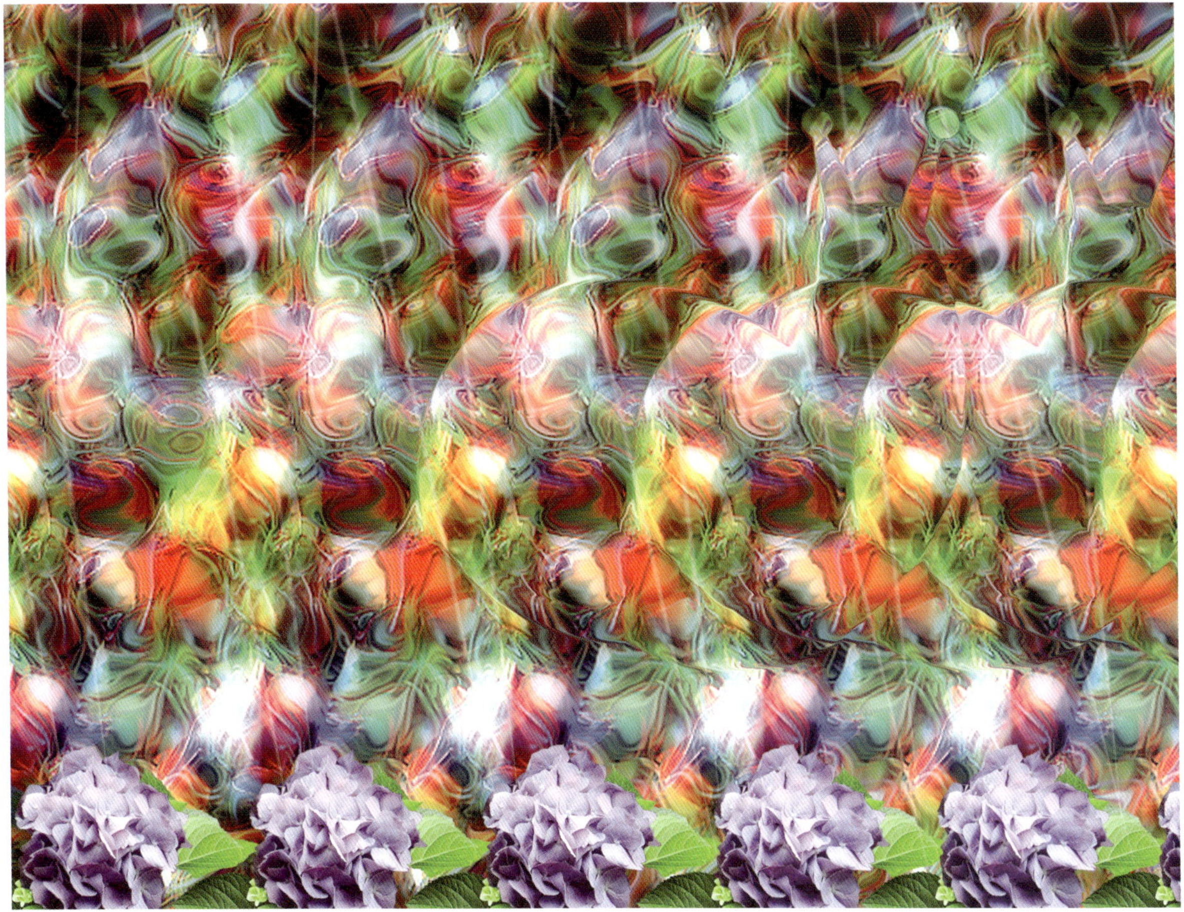

梅雨の元気もの　武器じゃないけどツノがあります

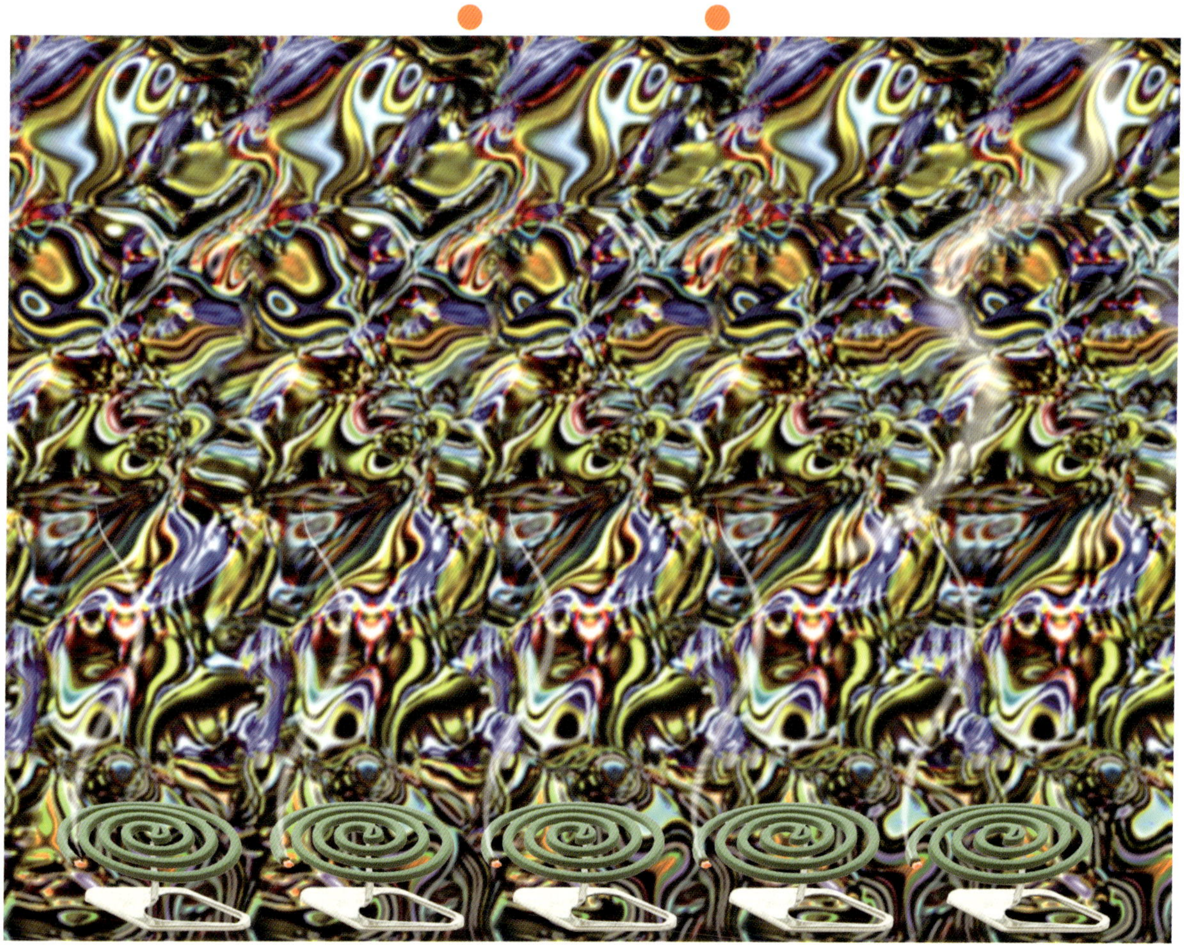

夏の風物詩　やっぱりこれですね

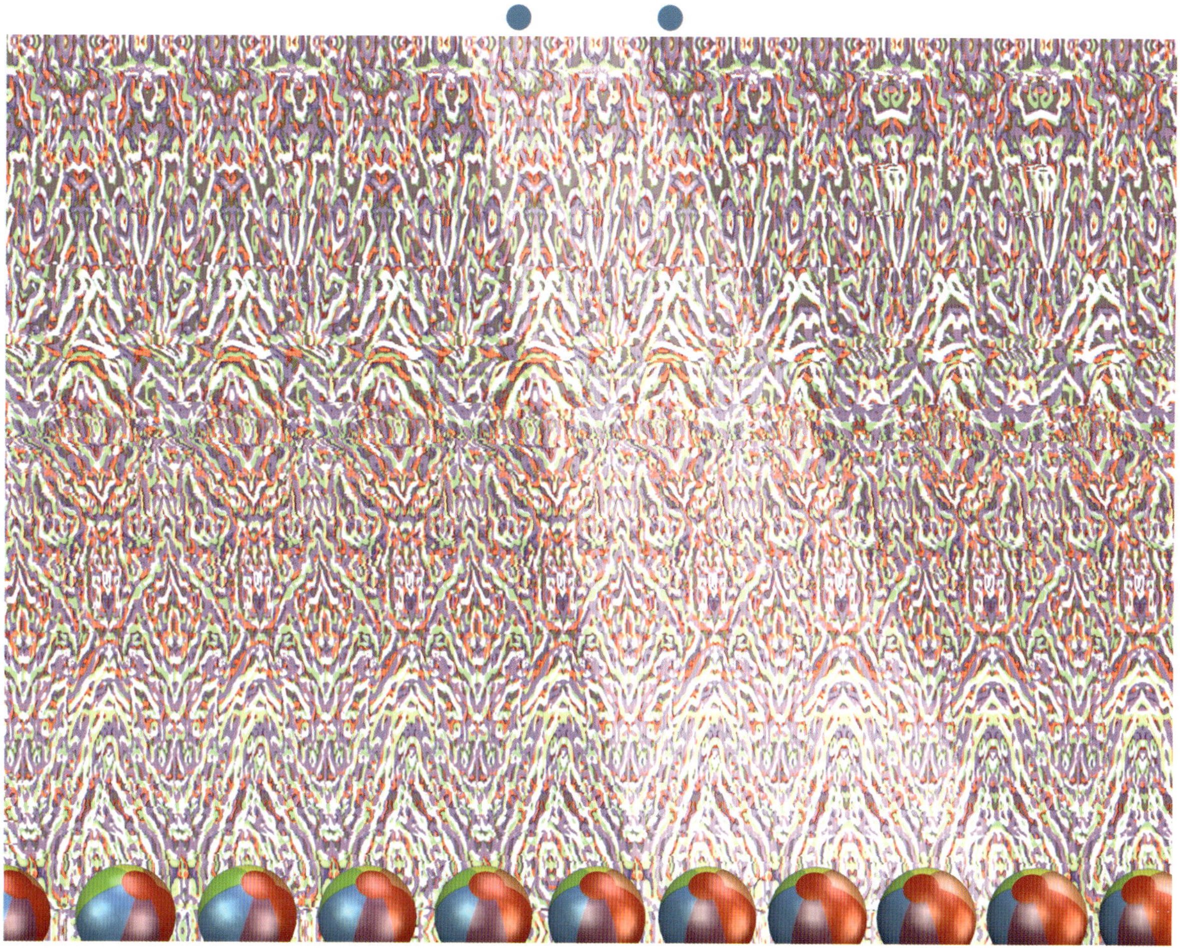

ボール使い　ほかにもクラブやら、リボンやら…

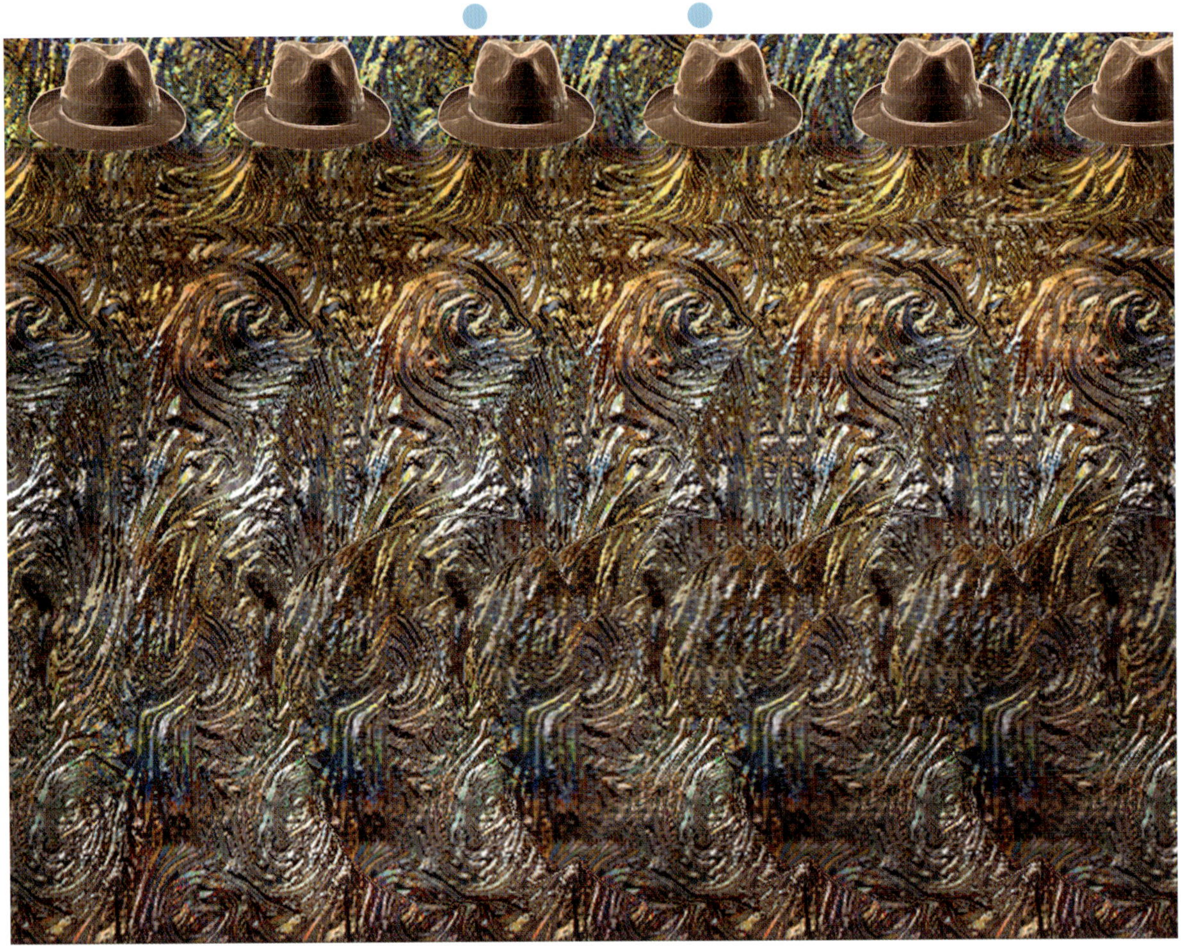

分煙の対象　おしゃれの小道具でした

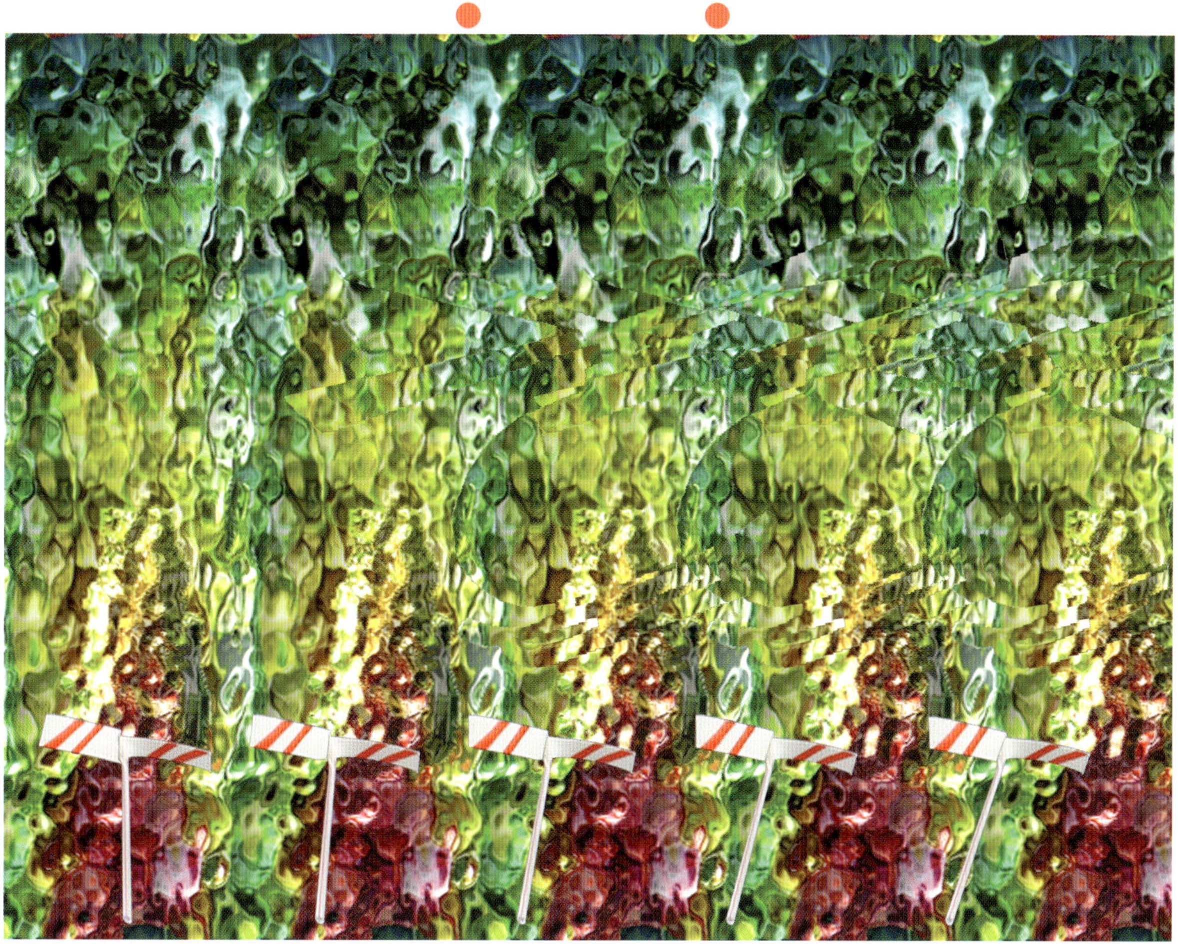

垂直離着陸　原理は竹とんぼと一緒

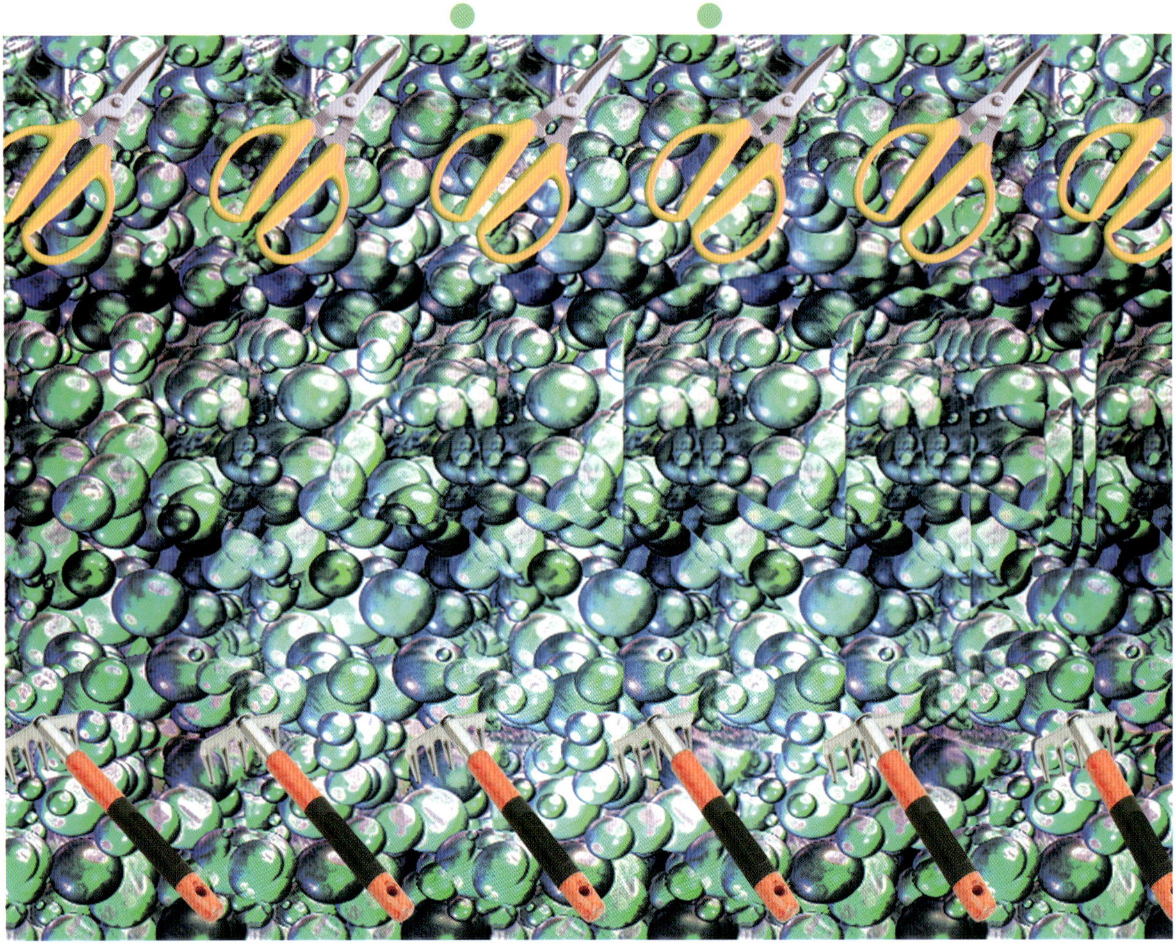

植木のお手入れ　水は十分やりましょう

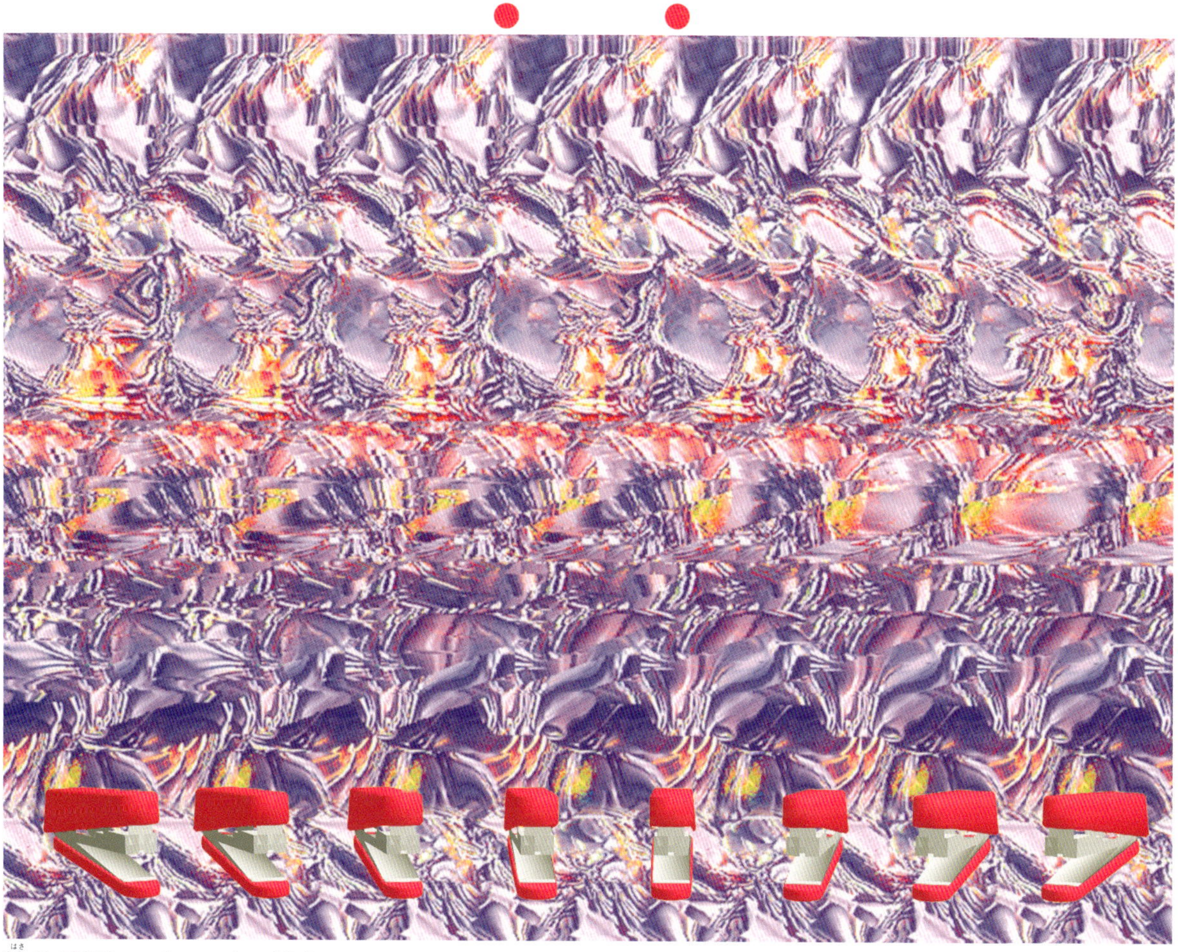

挟《はさ》み専用　元は一本の針金

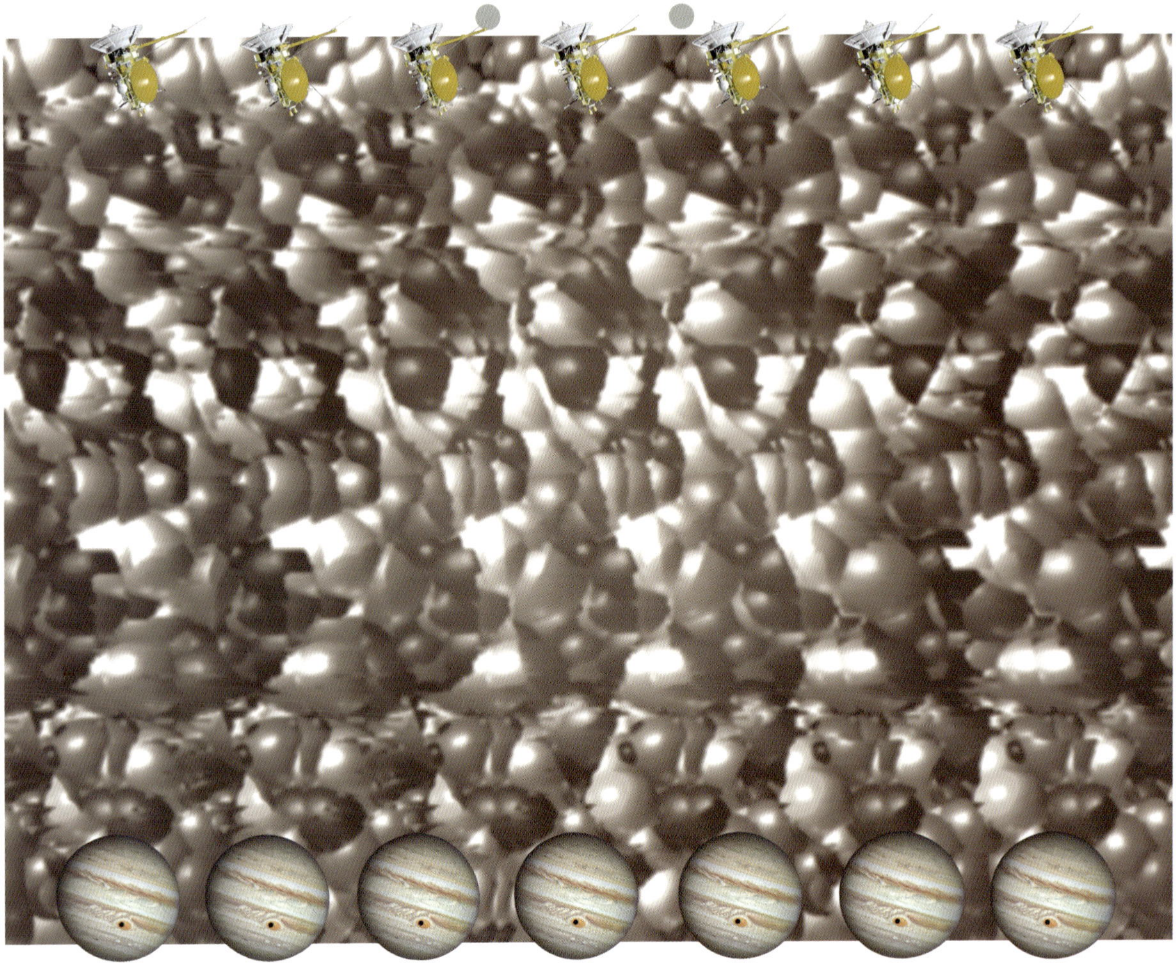

周回　人工衛星の通り道

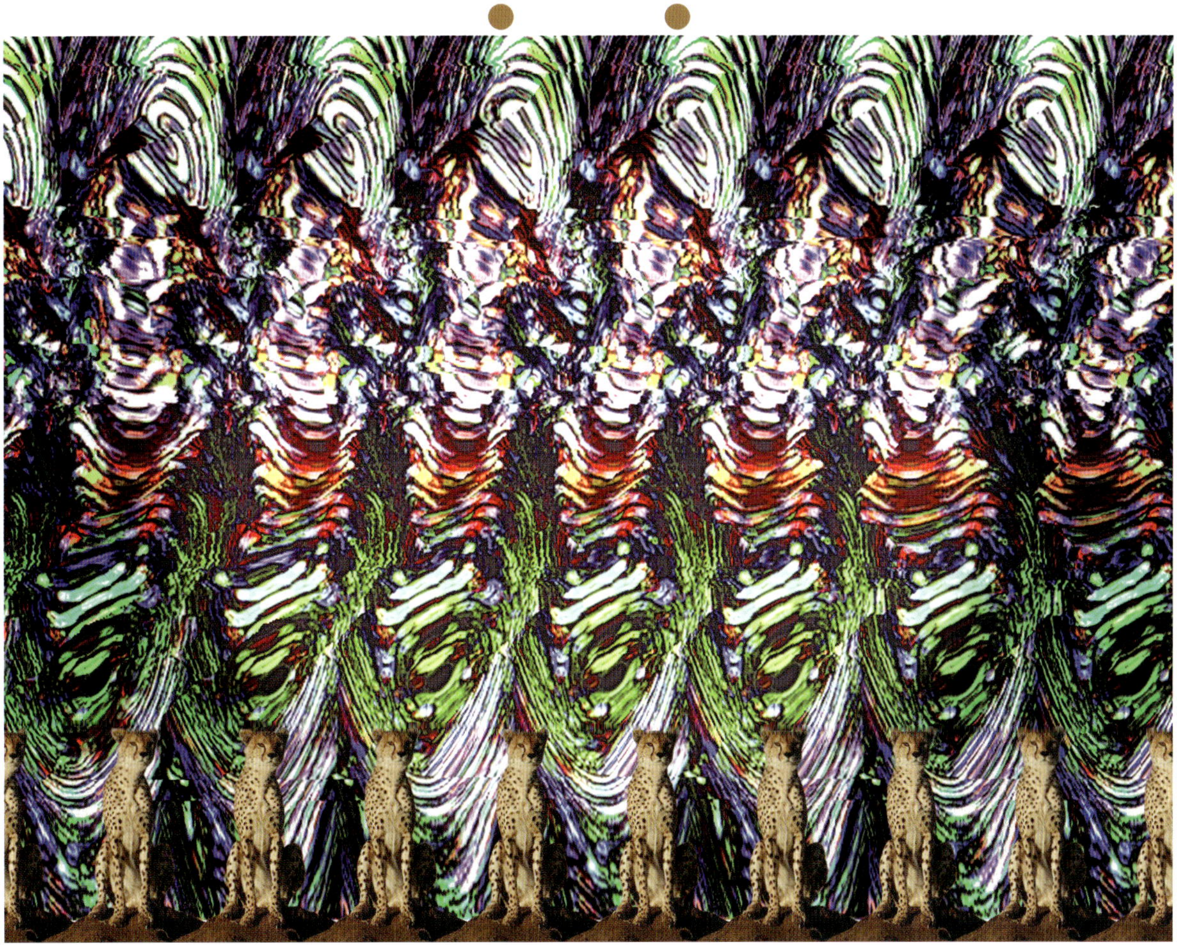

草原を走る　武器は跳躍力です

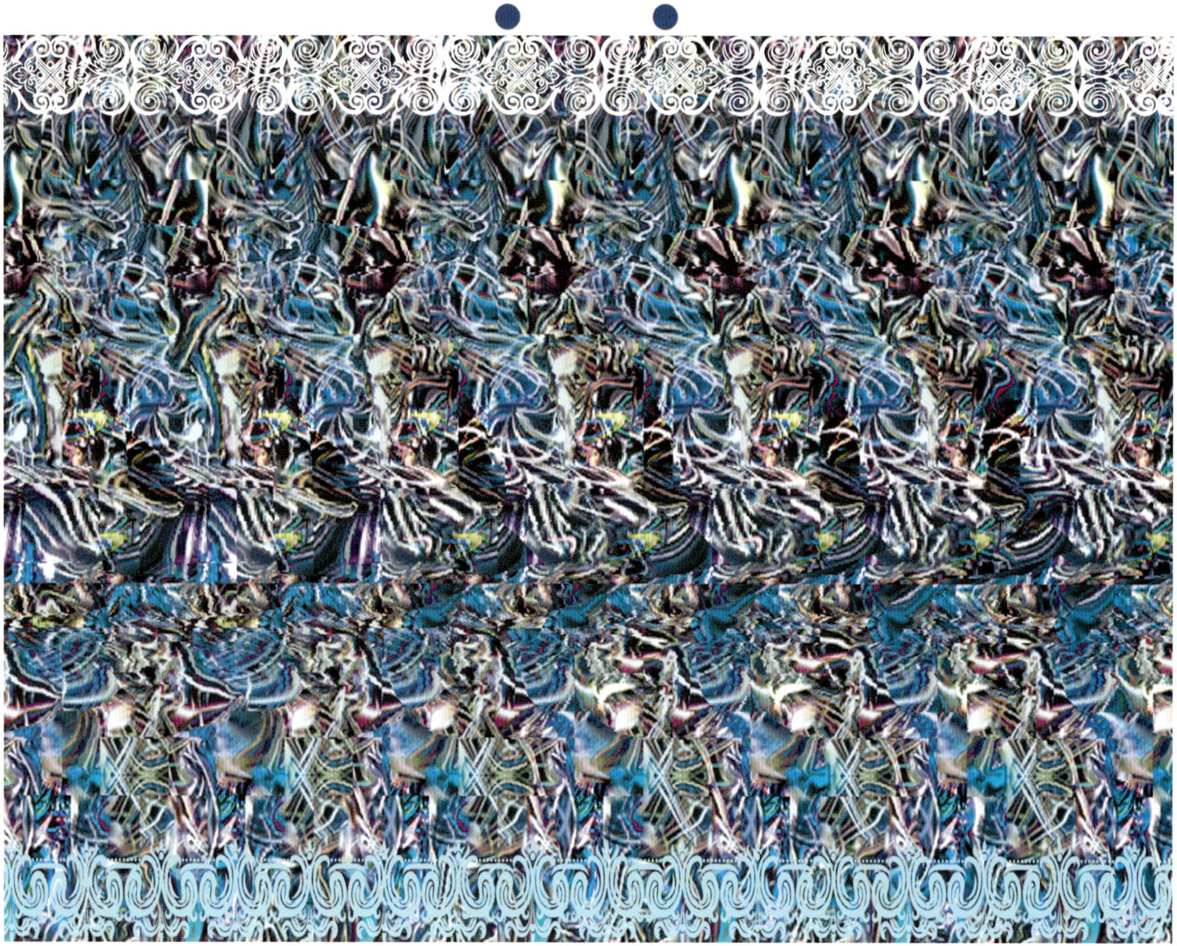

おしゃれ　あなたの首もとに

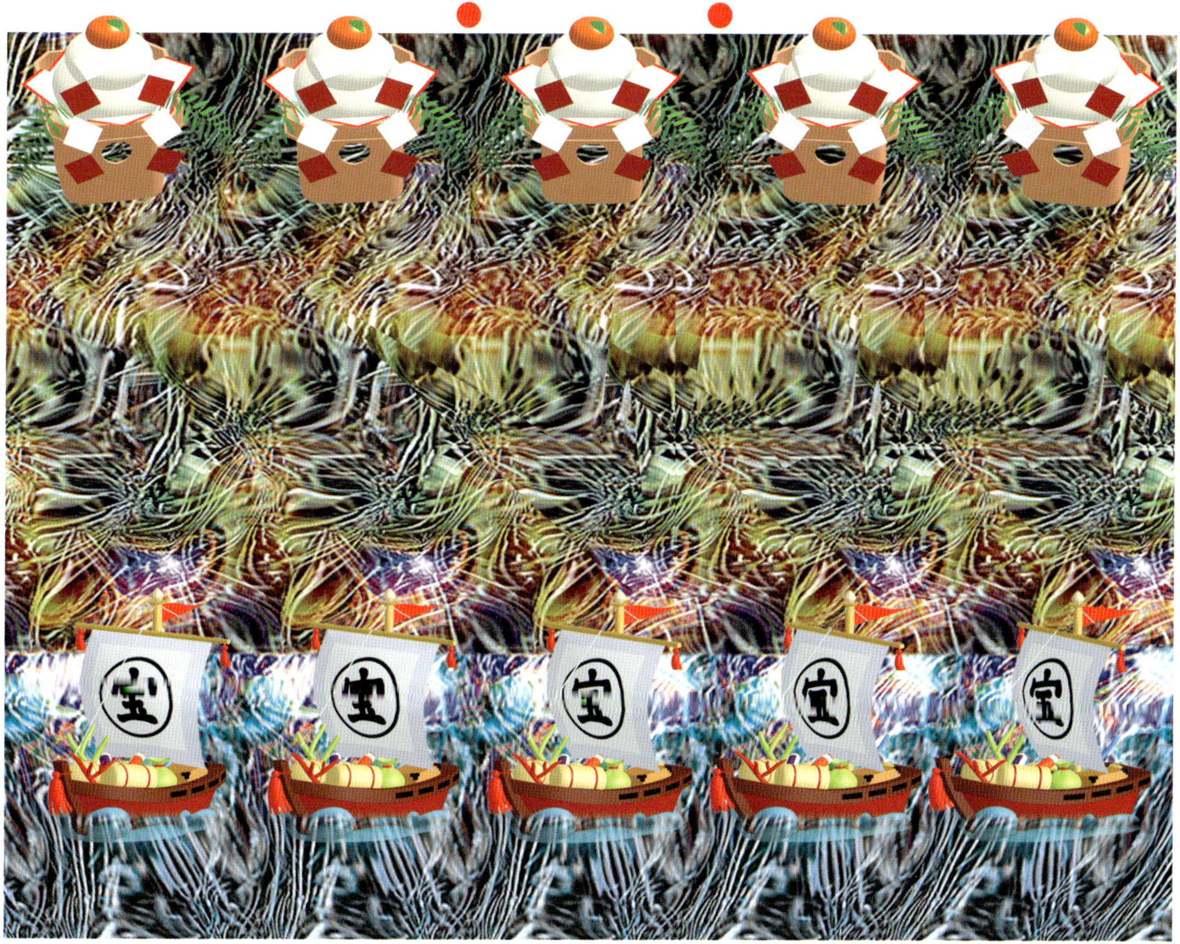

折り紙　千羽の願い

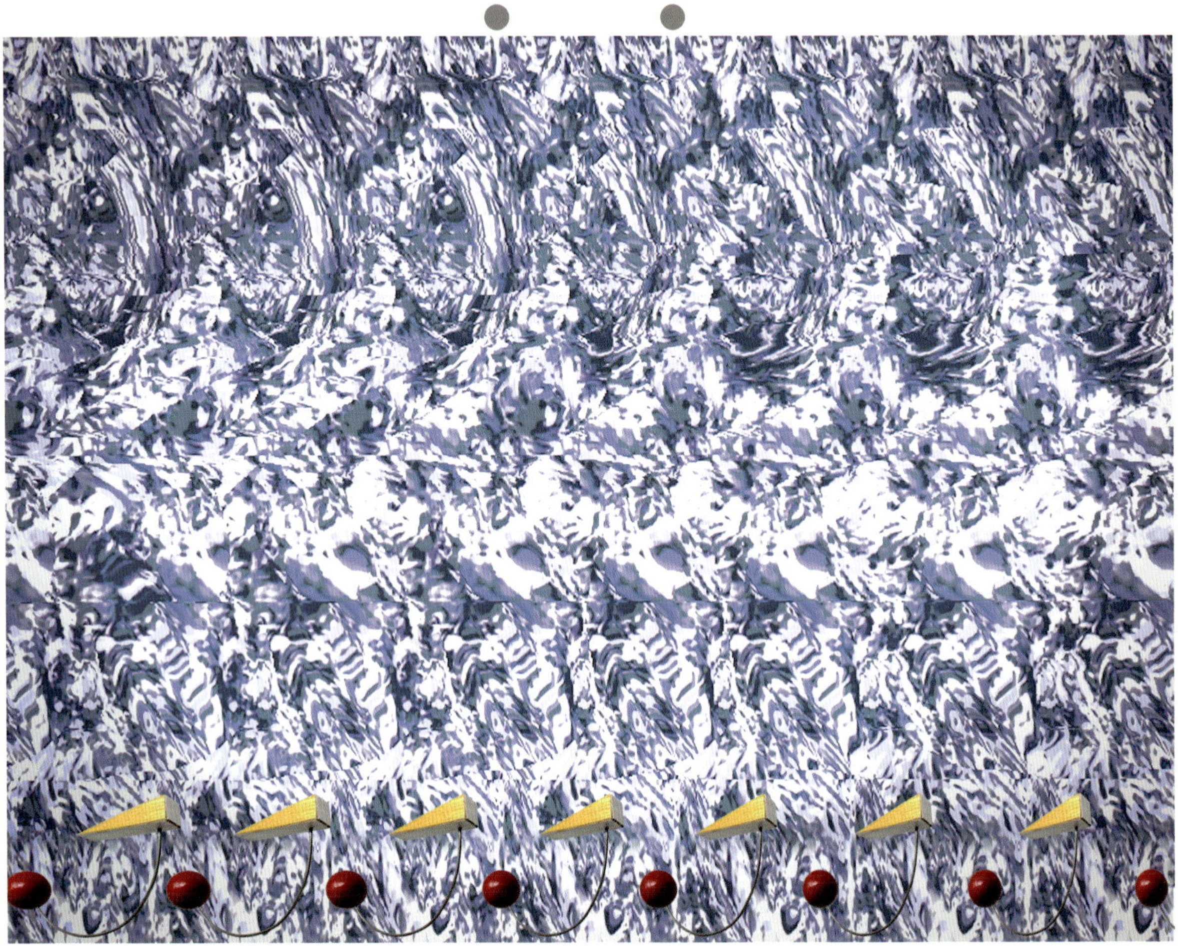

バランス感覚　タロベーでもサブロベーでもありません

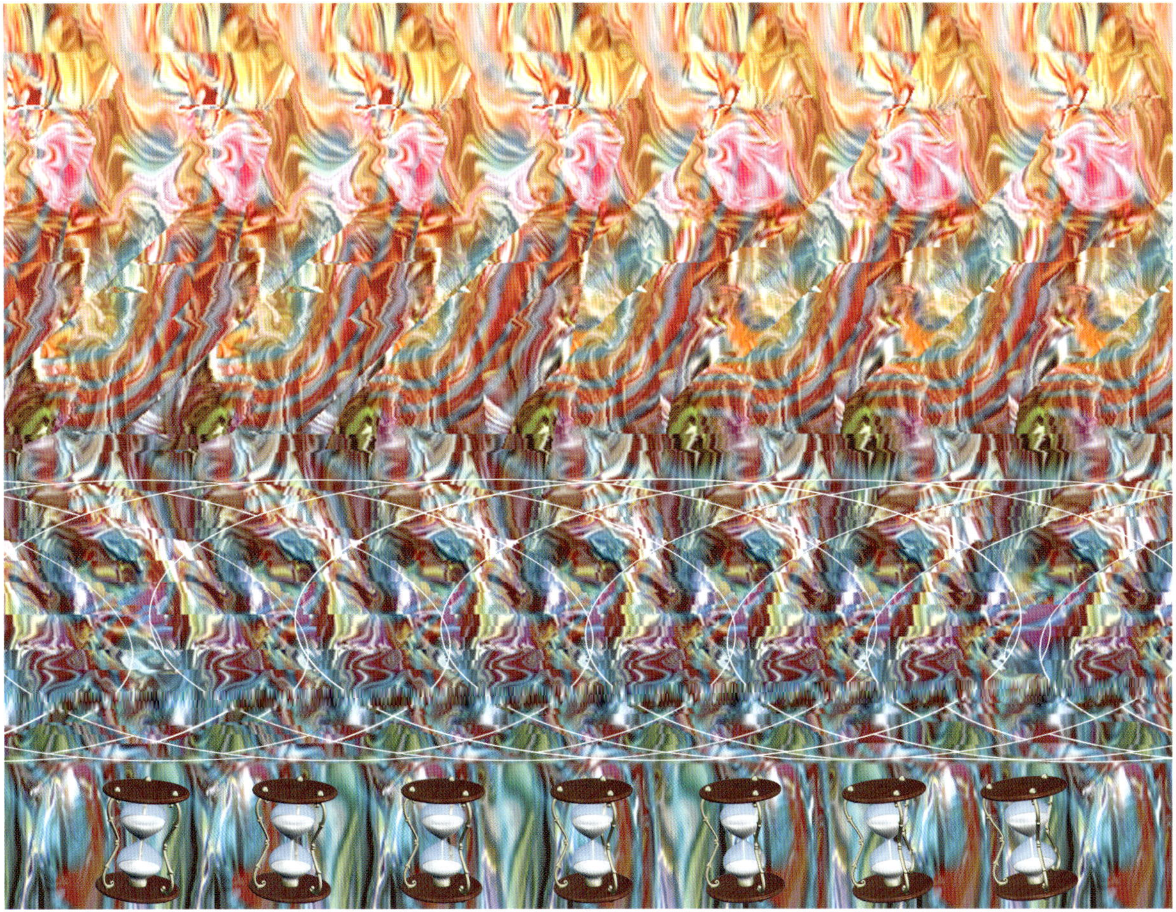

文房具の必需品　きれいに描いてね

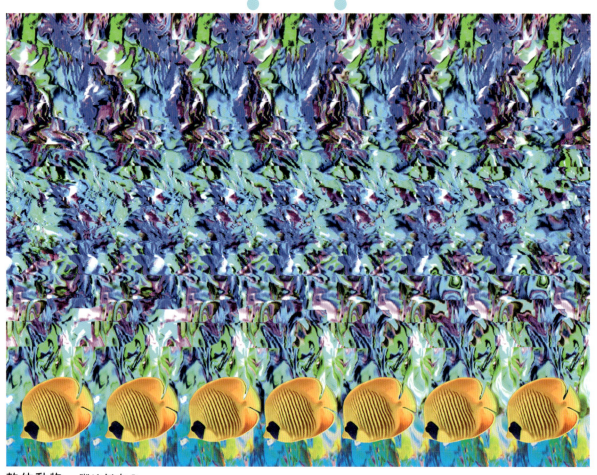

軟体動物　脚は何本？

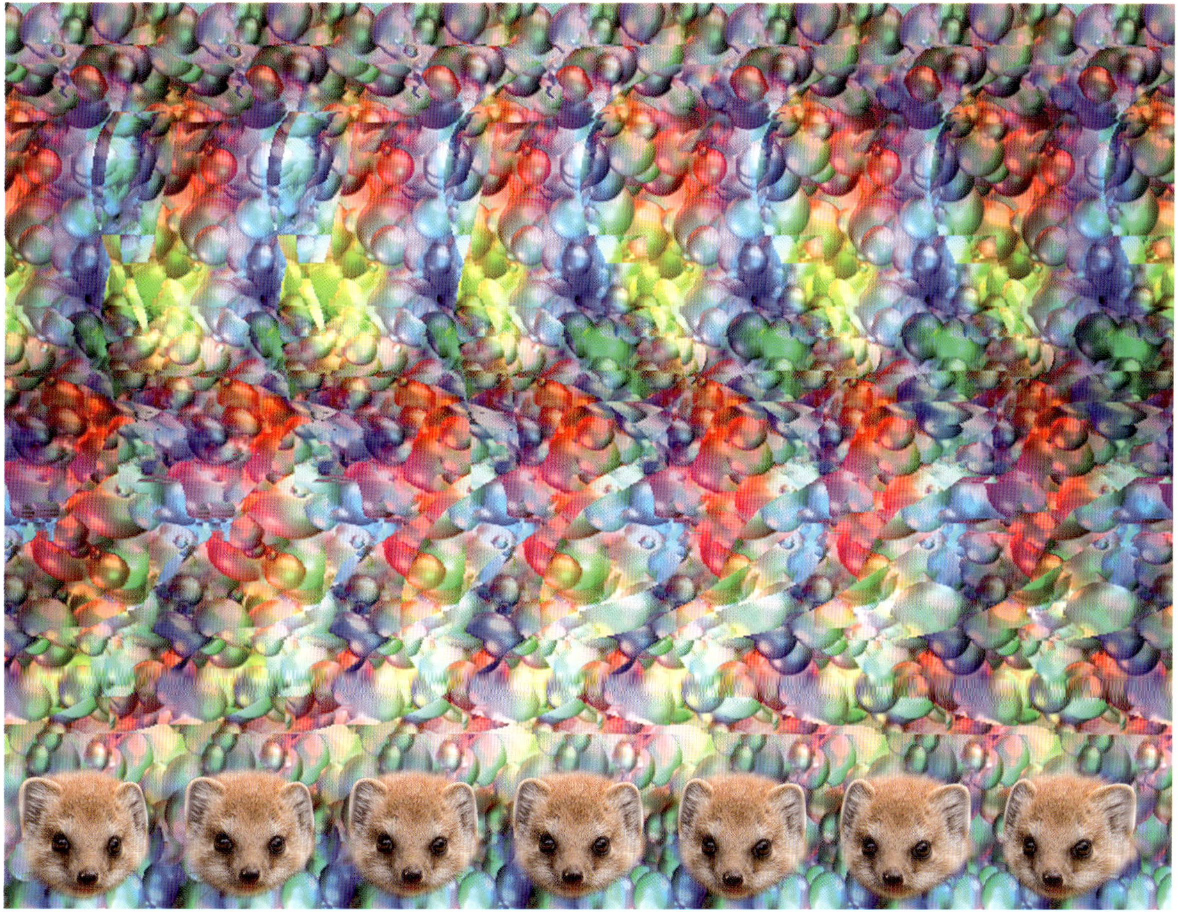

毒牙　マングースが天敵

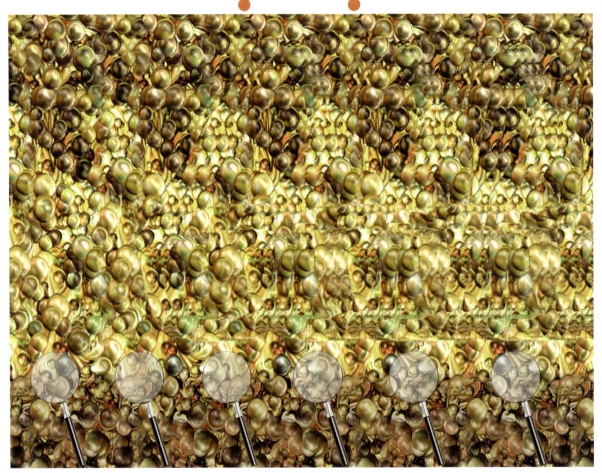

遠、近、老、乱　よく見えますか？

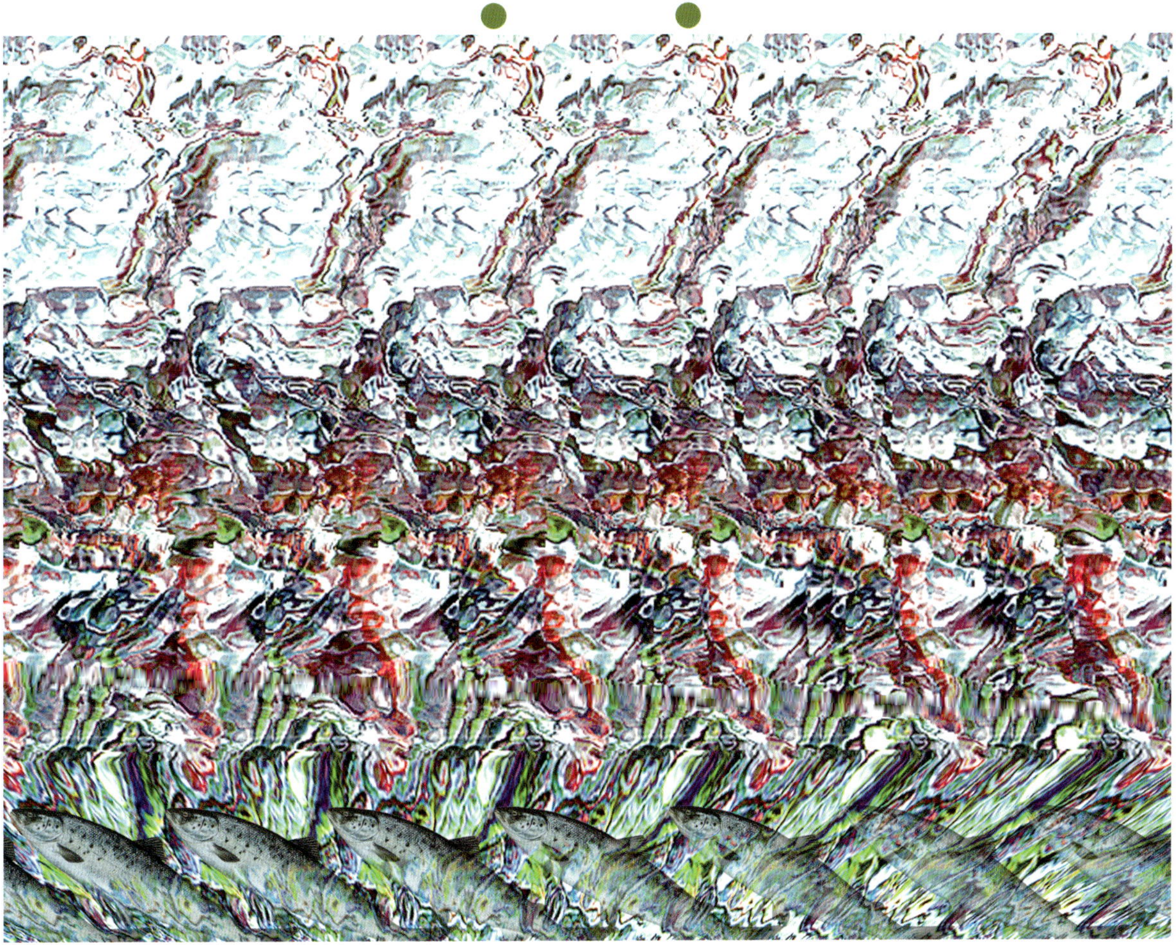

アキの収穫　シャケが大好物

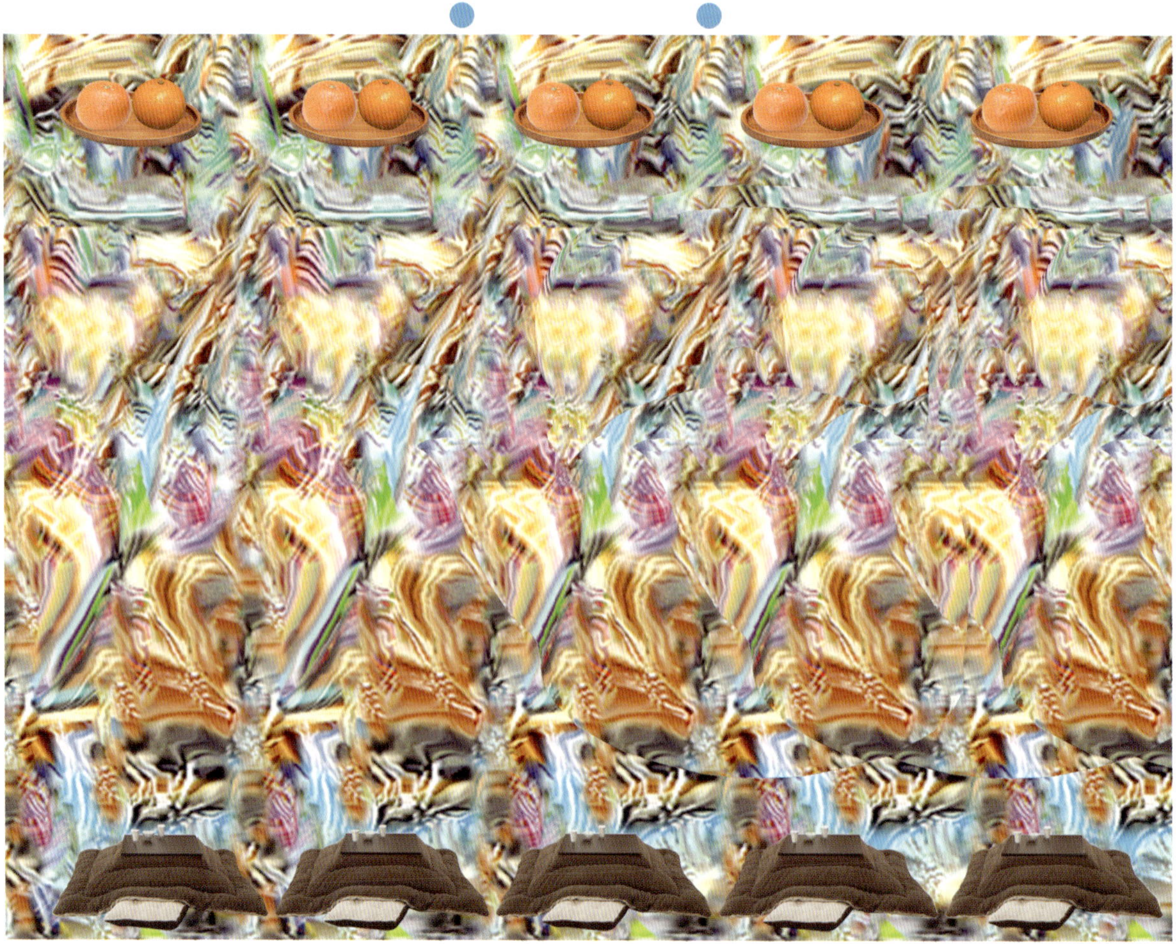

湯沸かし器　お茶を入れたら、コタツにミカン

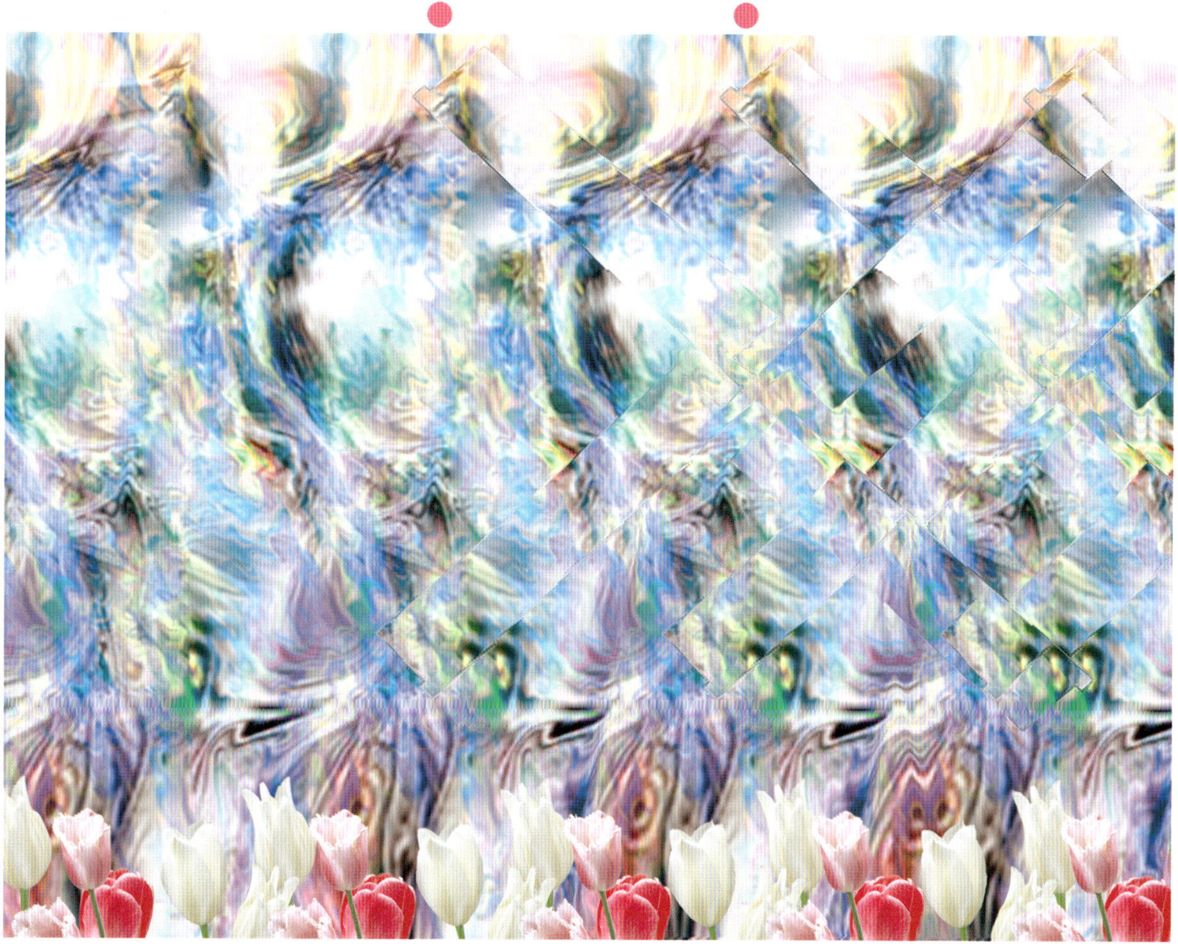

エコ発電　風が必要です

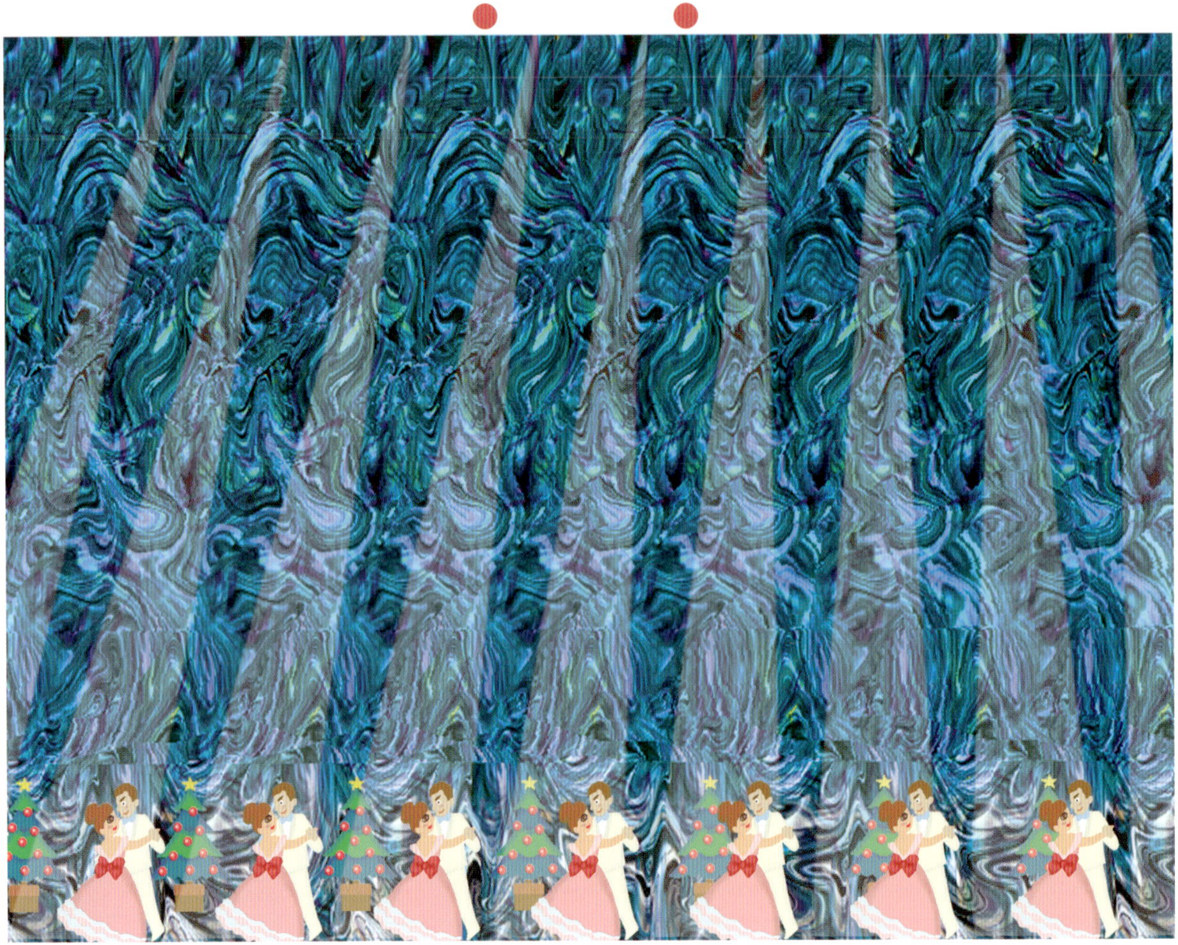

片方だけ？　王子さまが探しに来るんです

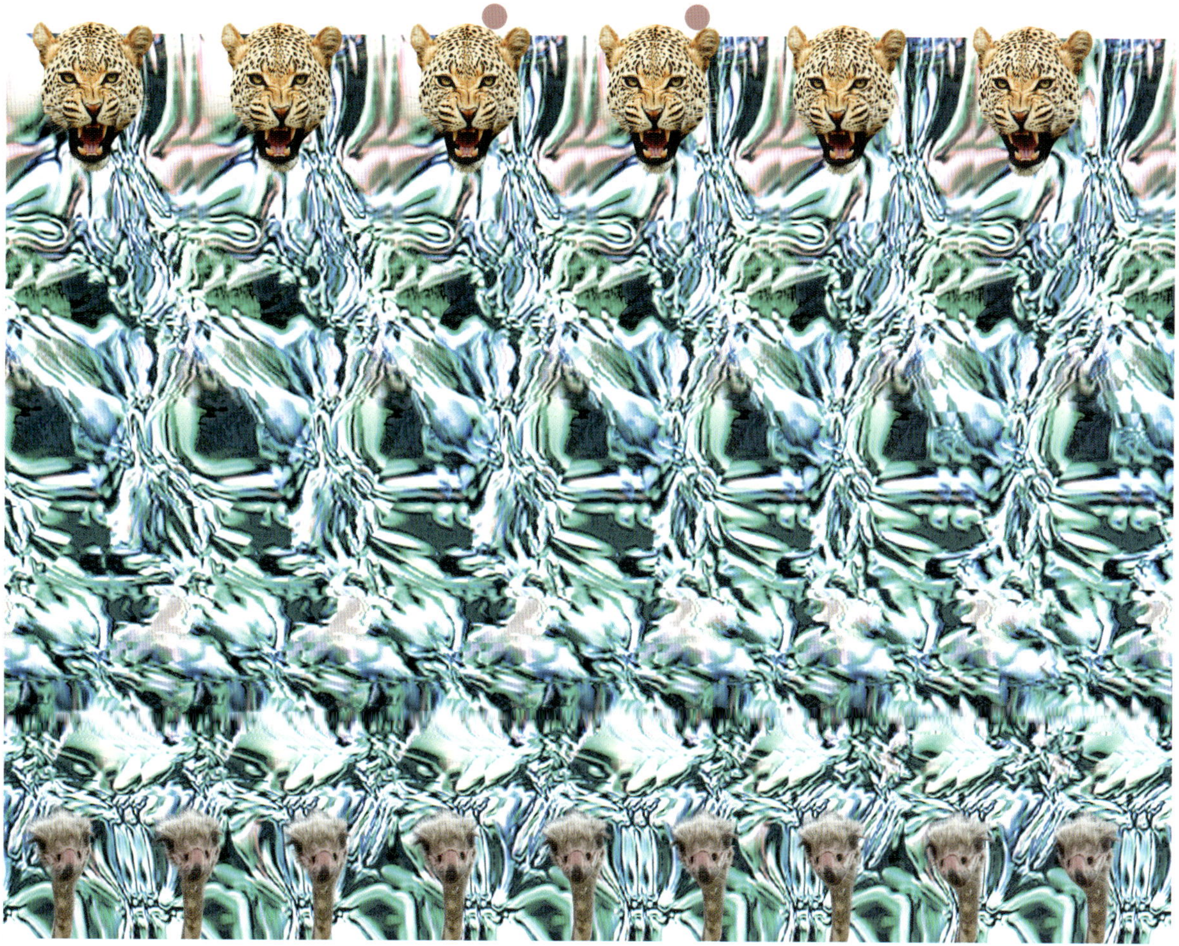

水陸両用ハンター　この口のでかいこと！

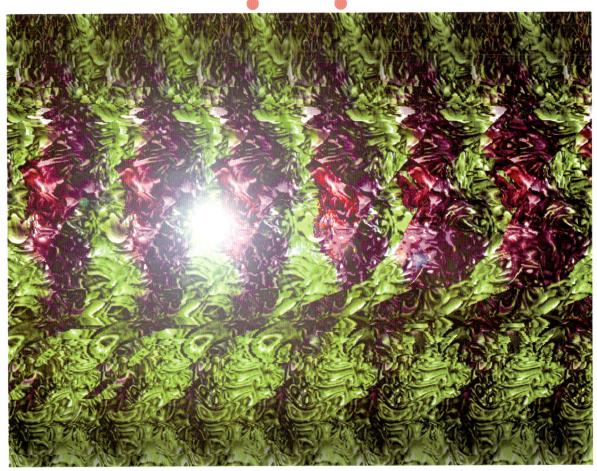

なかよく飛翔　水辺を飛ぶ

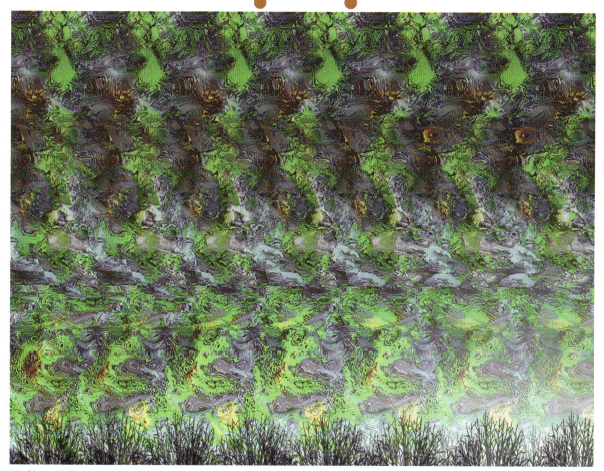

王者の風格　ちょっとひと休み

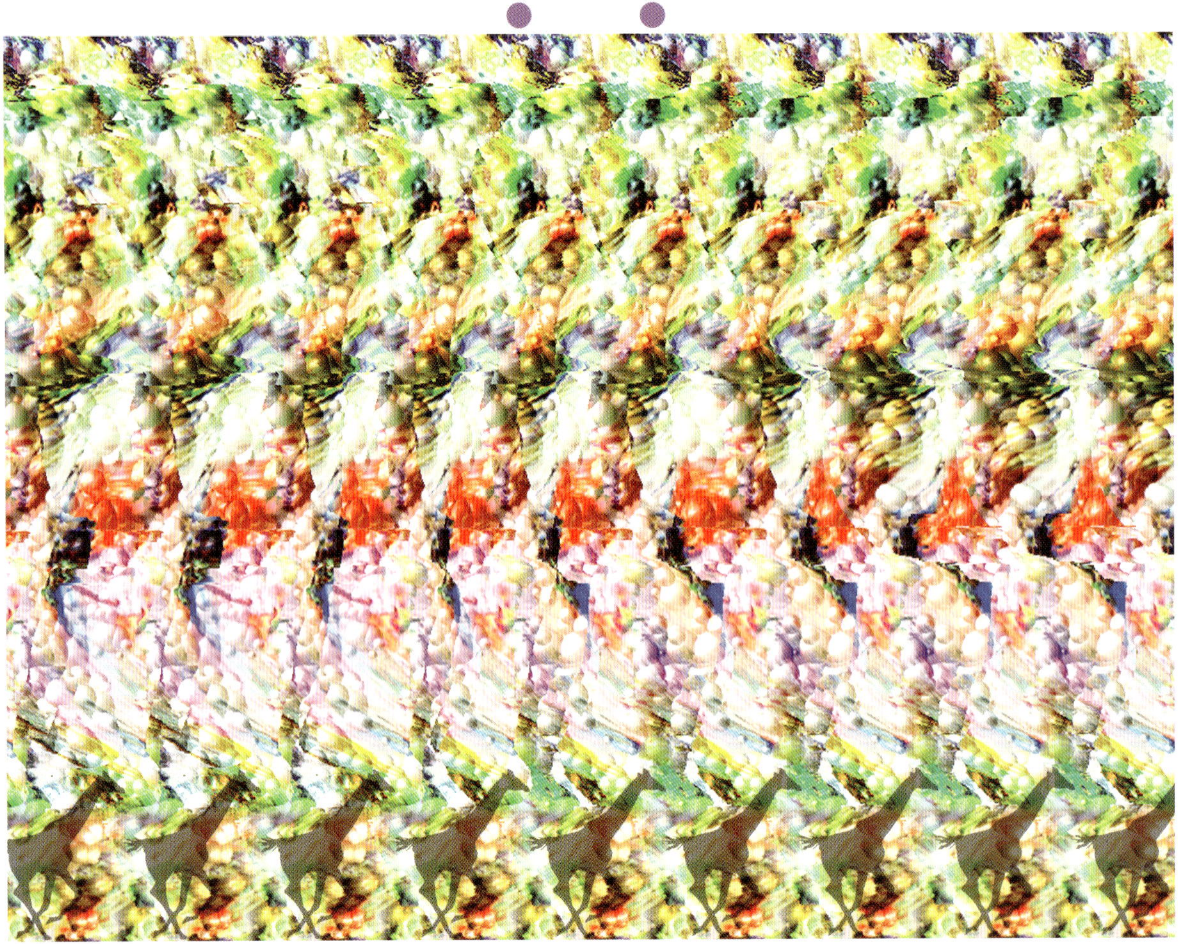

陸の王者　大きいことはいいことだ

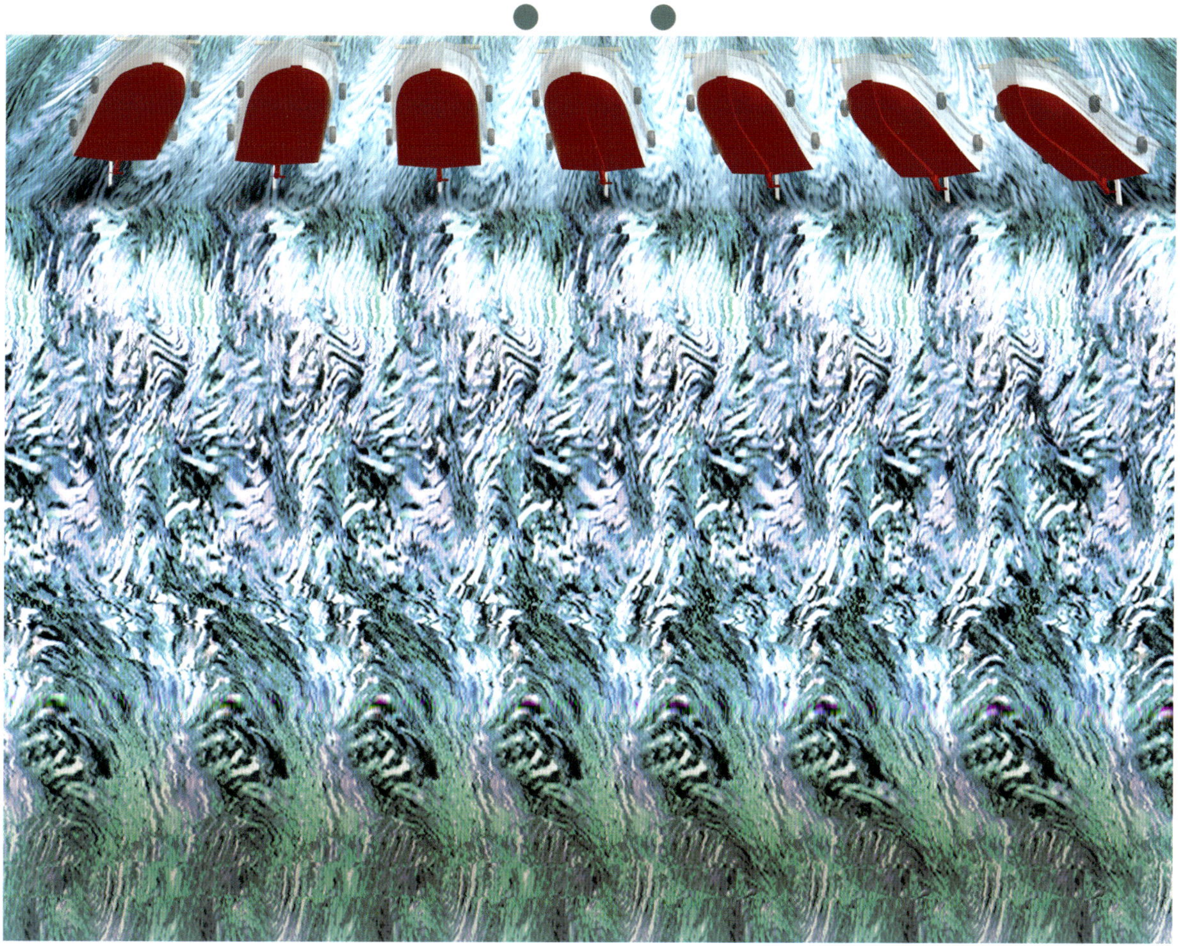

海の王者　泳ぐのも潜るのも得意です

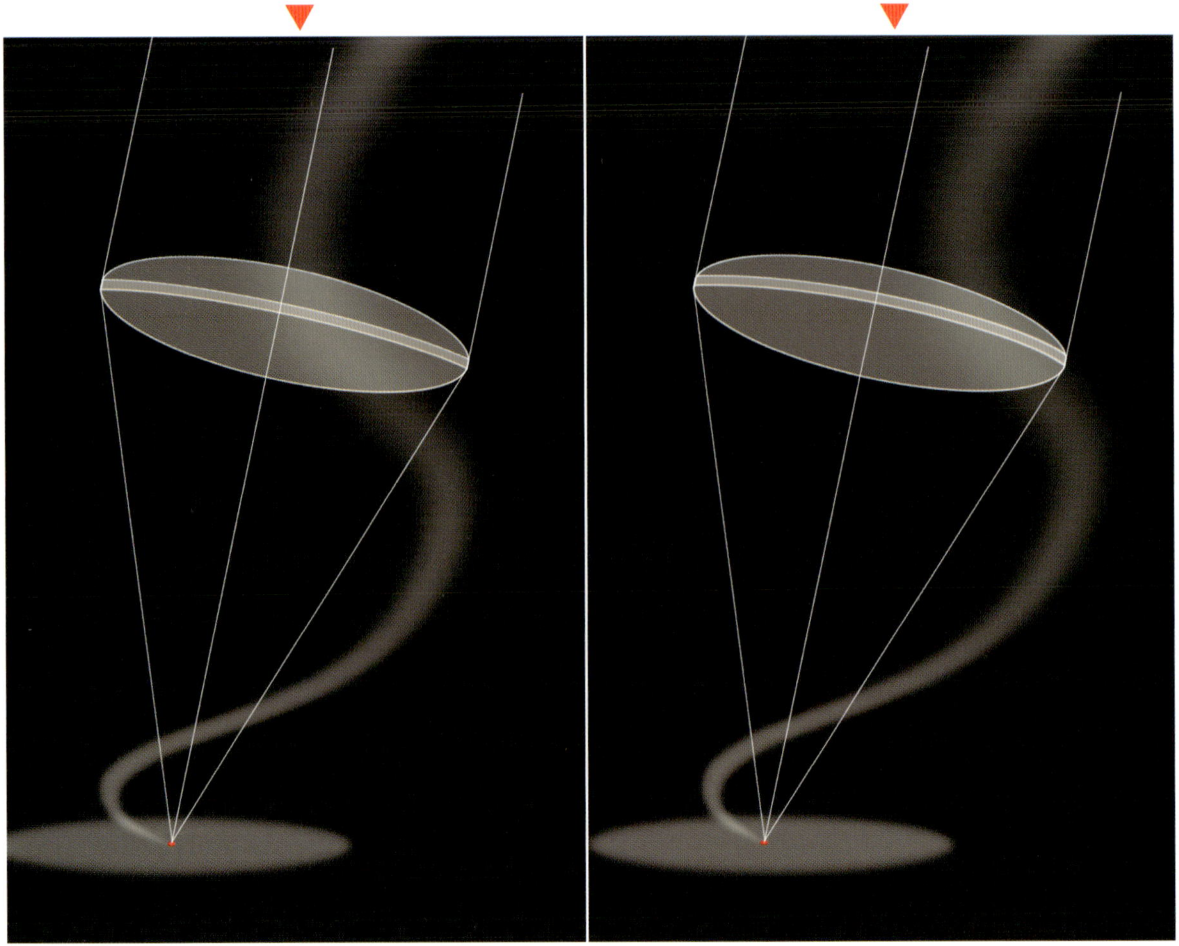

集光　（交差法でご覧ください）

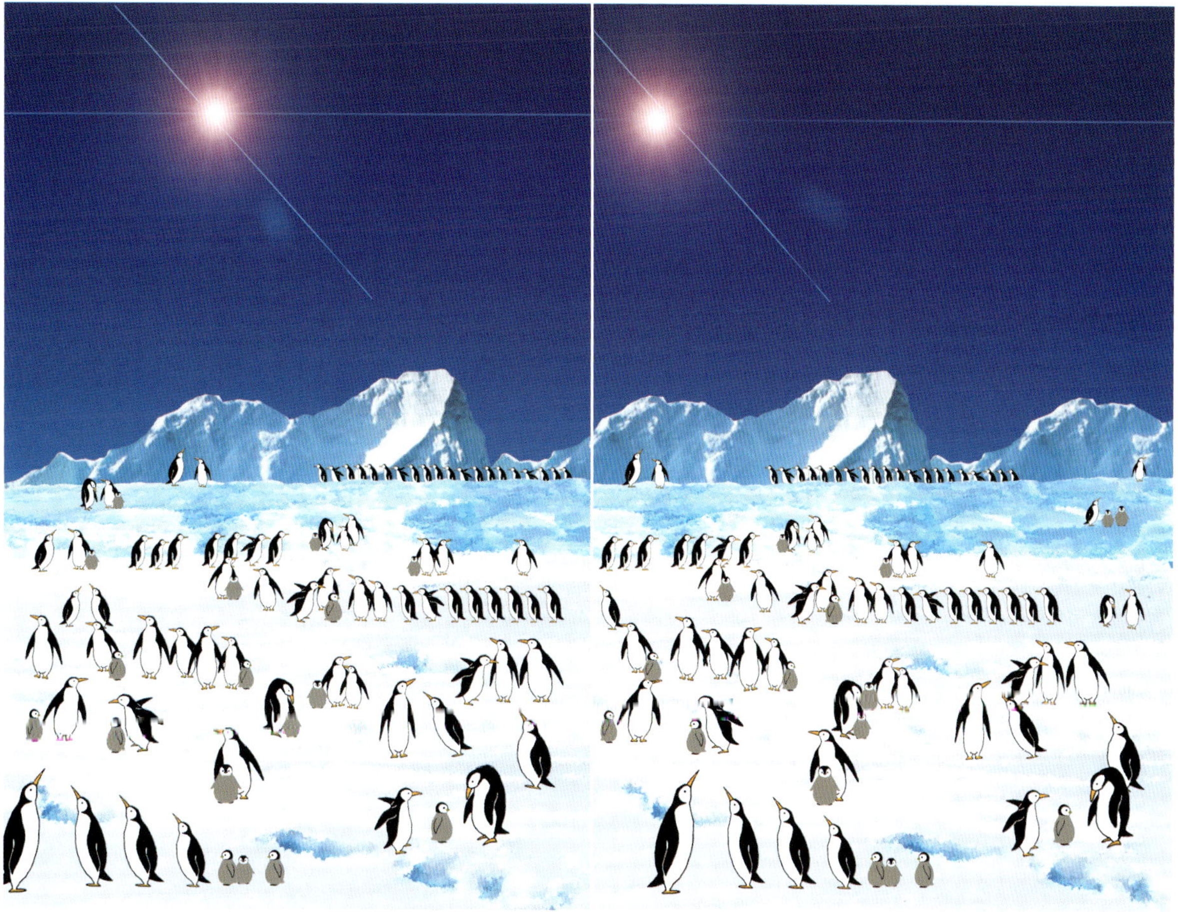

氷原　(交差法でご覧ください)

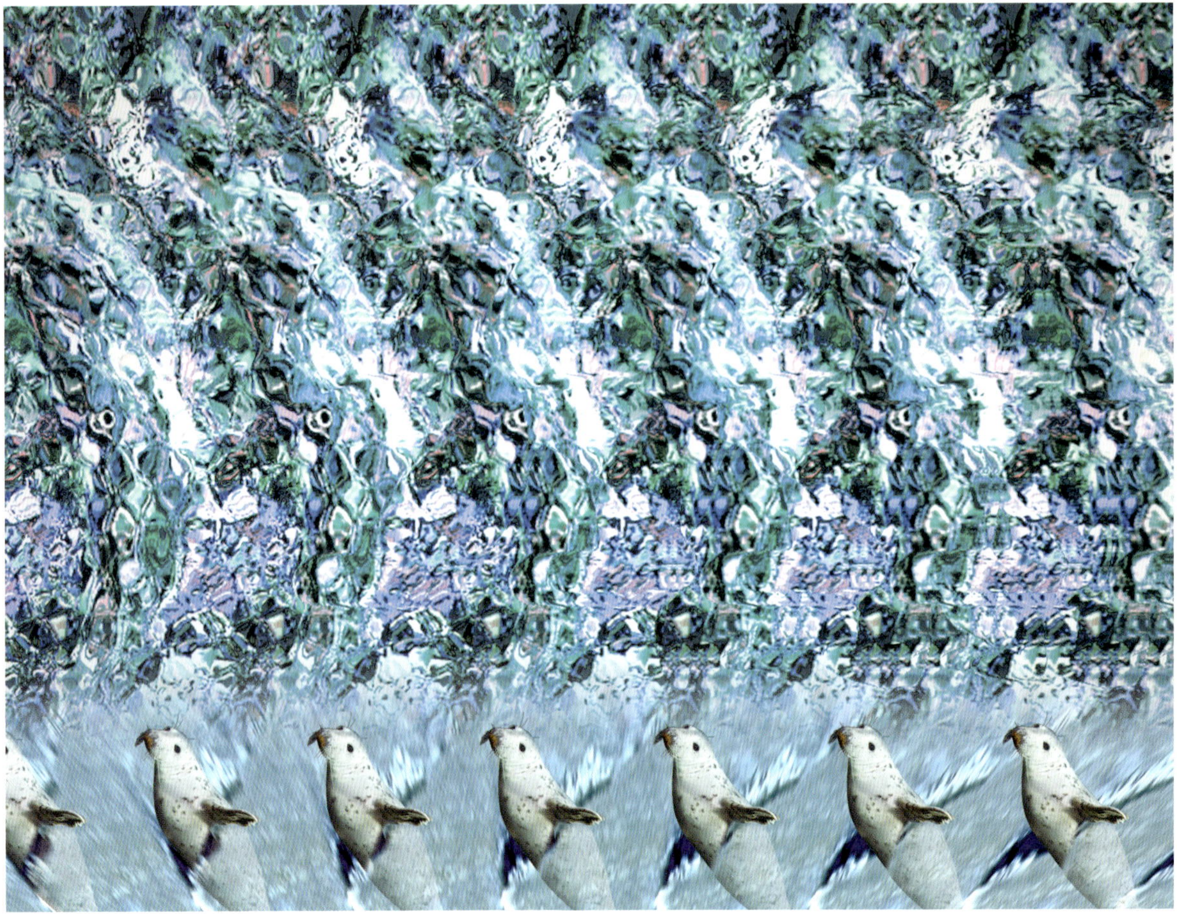

母仔　アザラシはどこ？

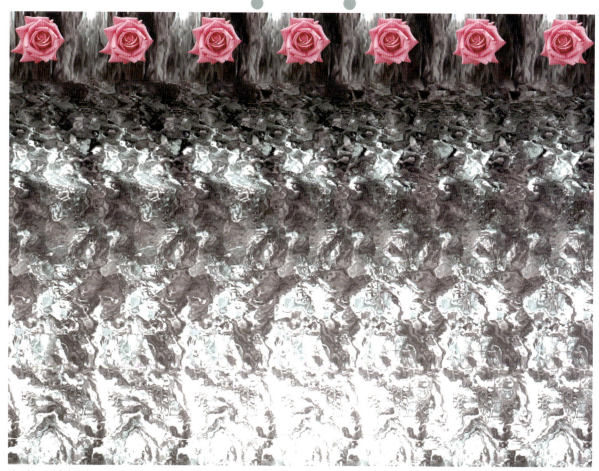

氷上の輪舞　軽やかに回って…

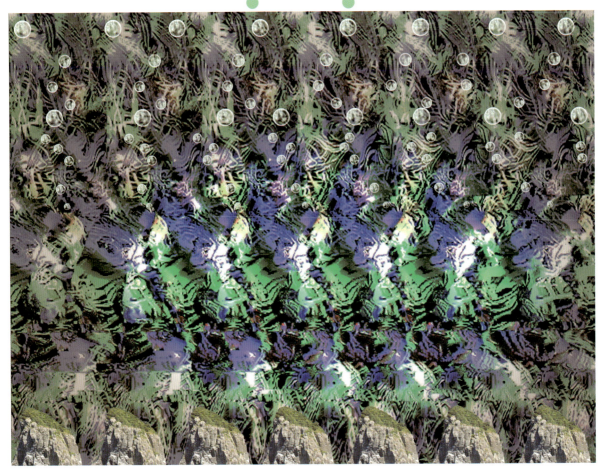

磯遊び　なにが不満でブツブツと…

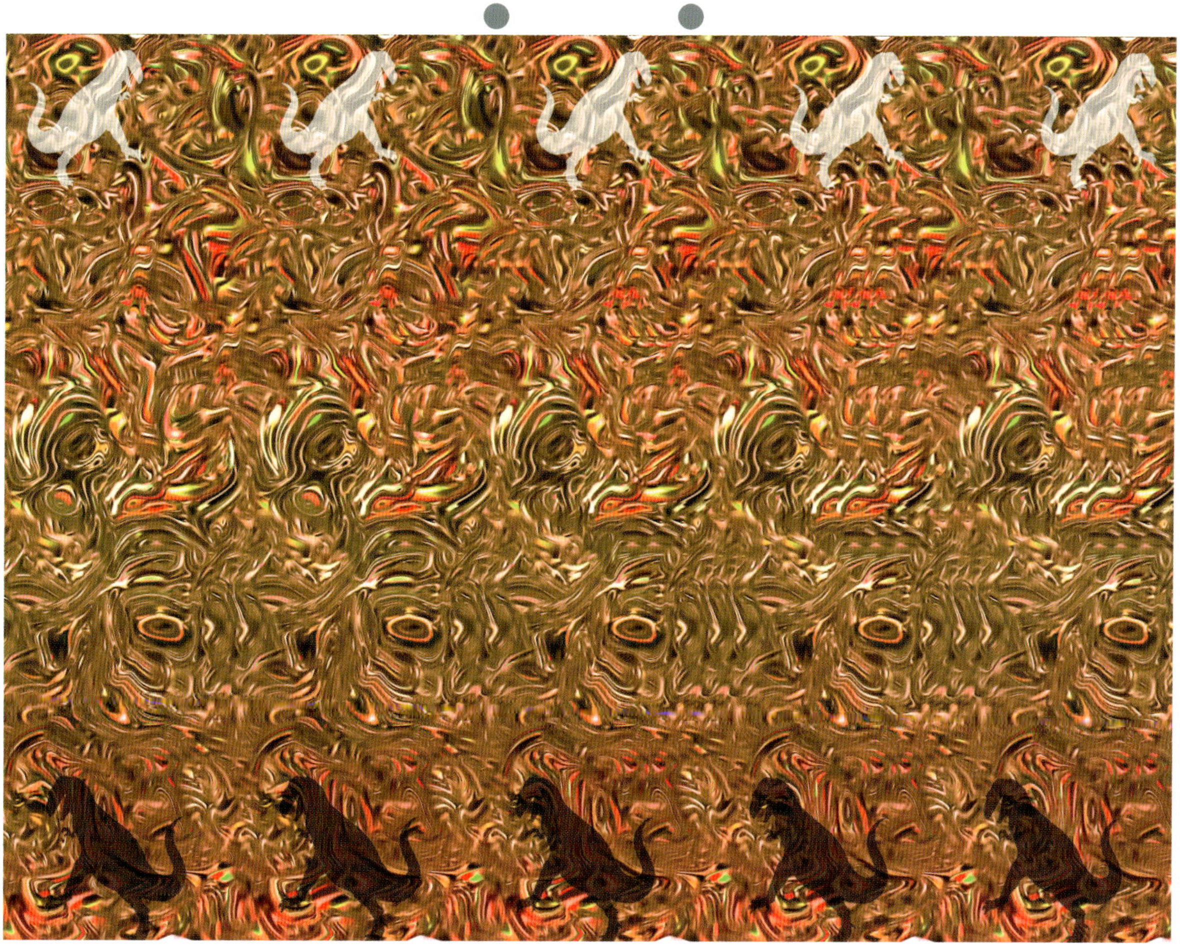

鳥の元祖　飛べたの？

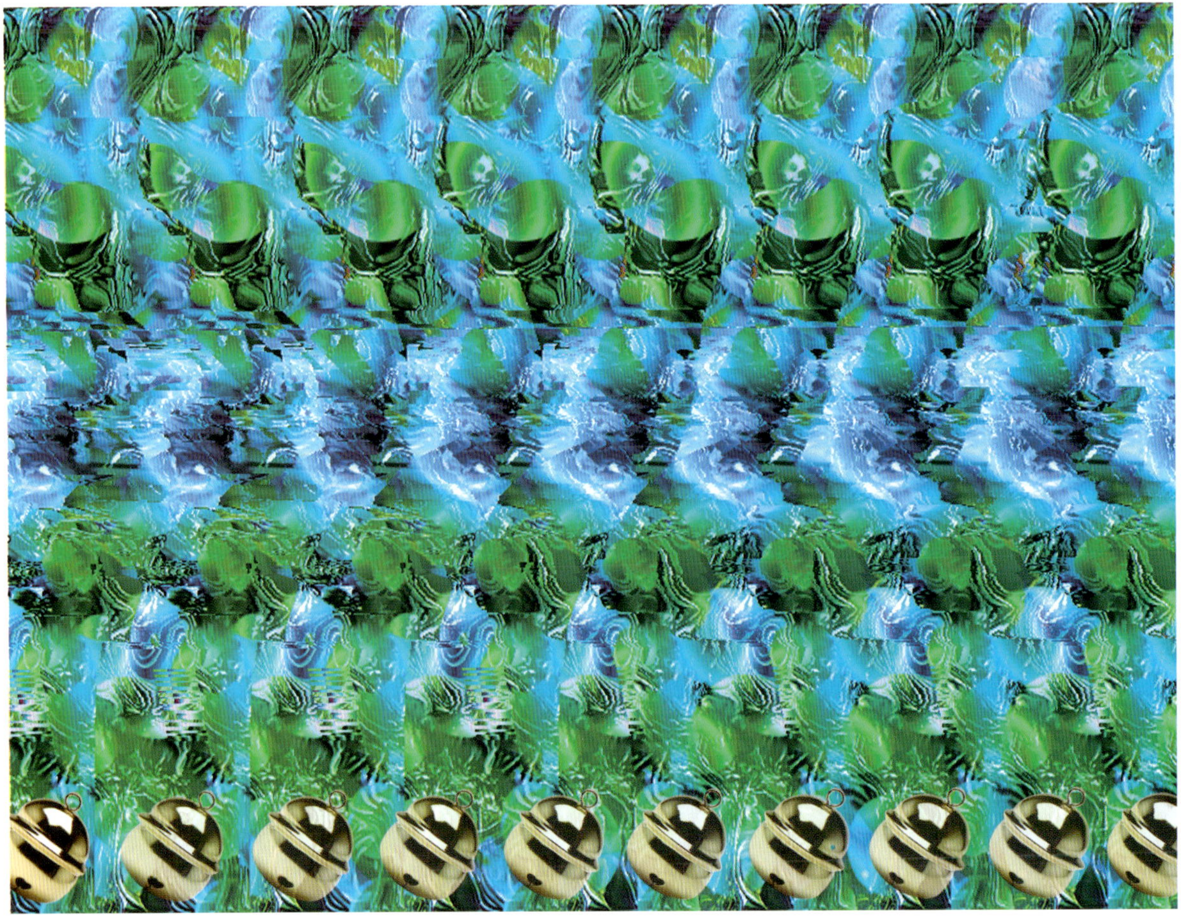

谷間の姫百合　実は毒があります

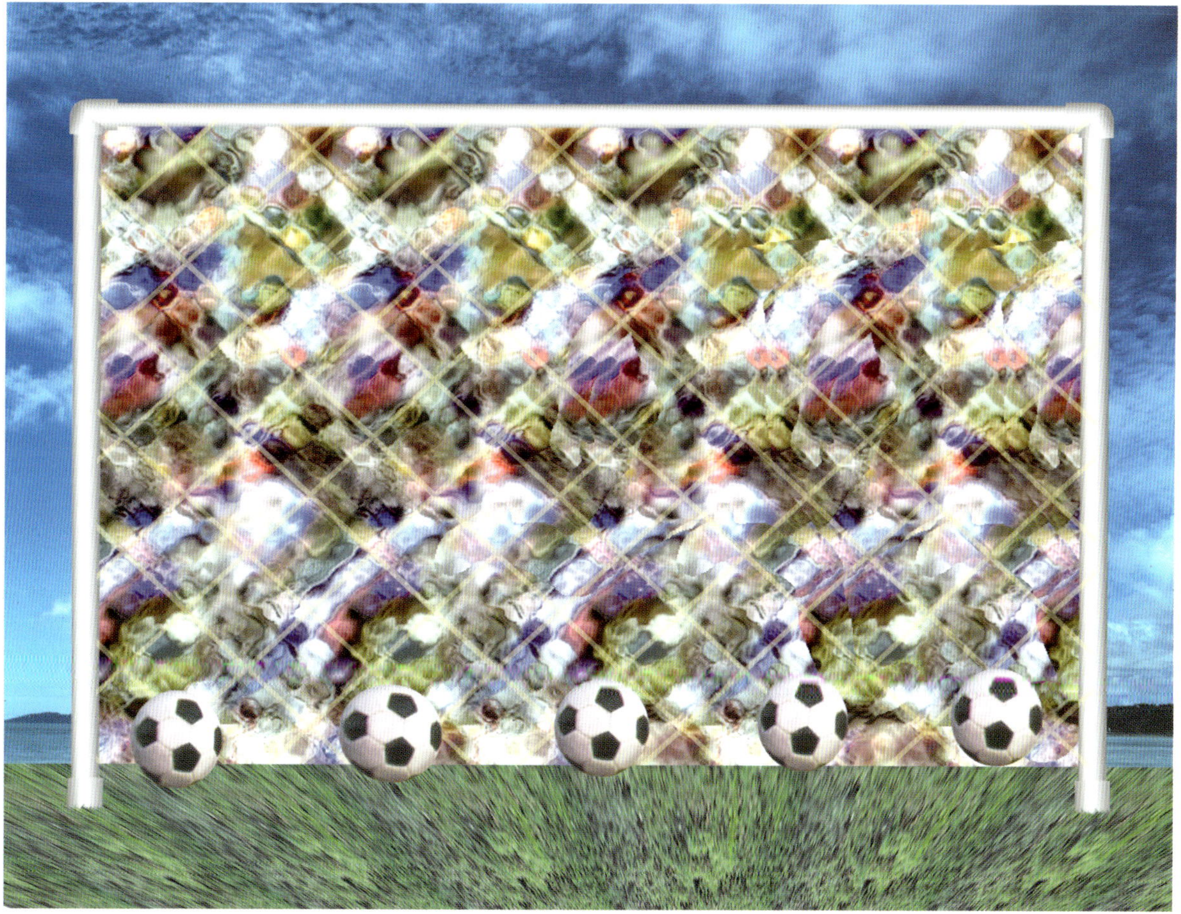

ゴール前の守護神　手でも足でも

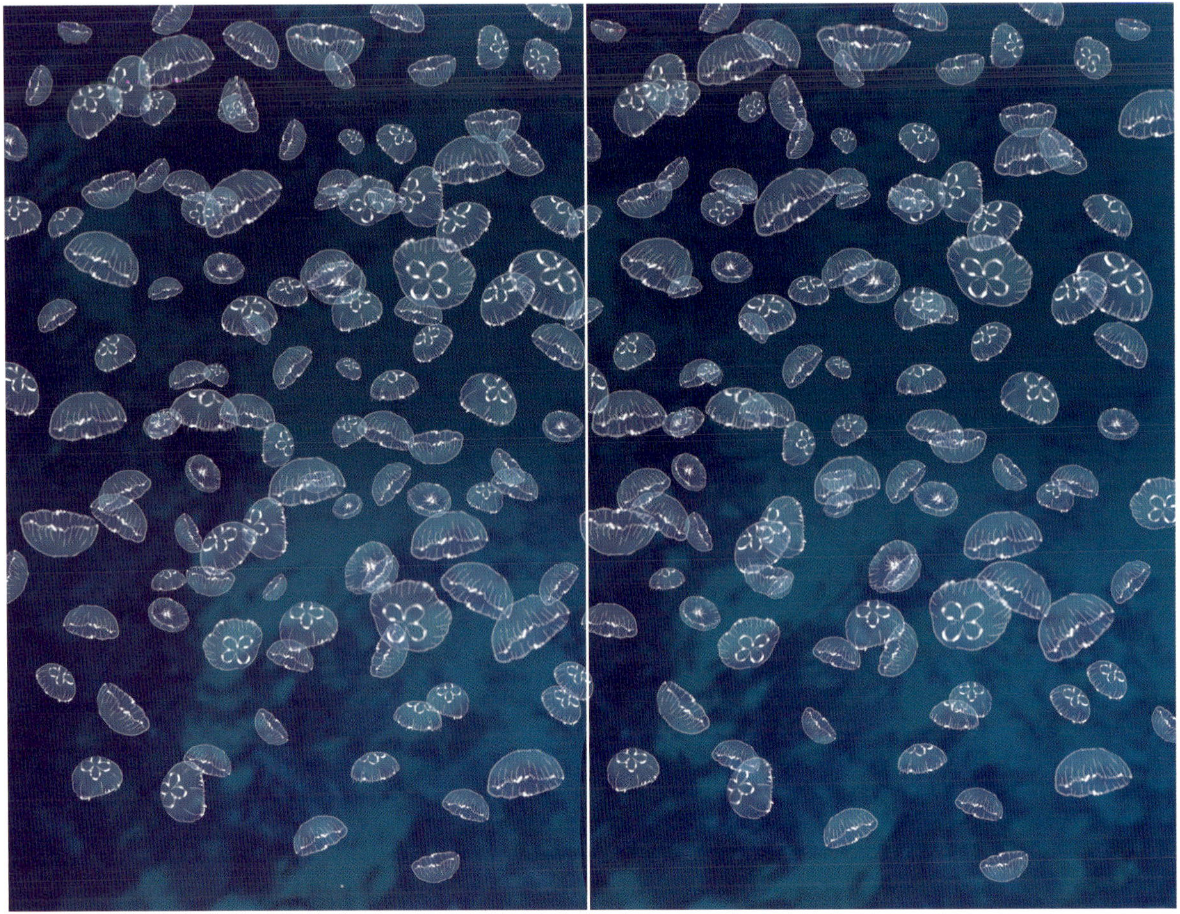

水族館　(交差法でご覧ください)

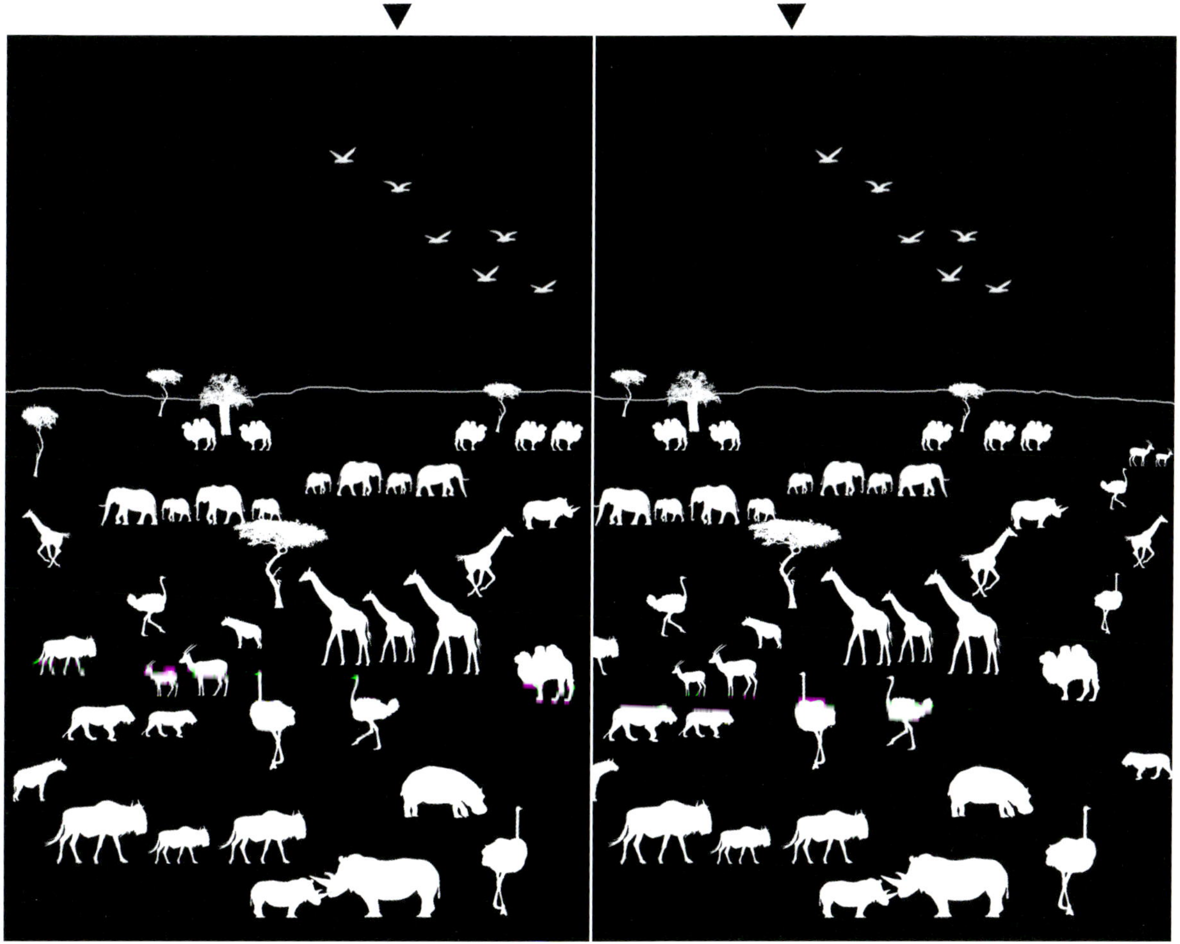

アフリカ　(交差法でご覧ください)

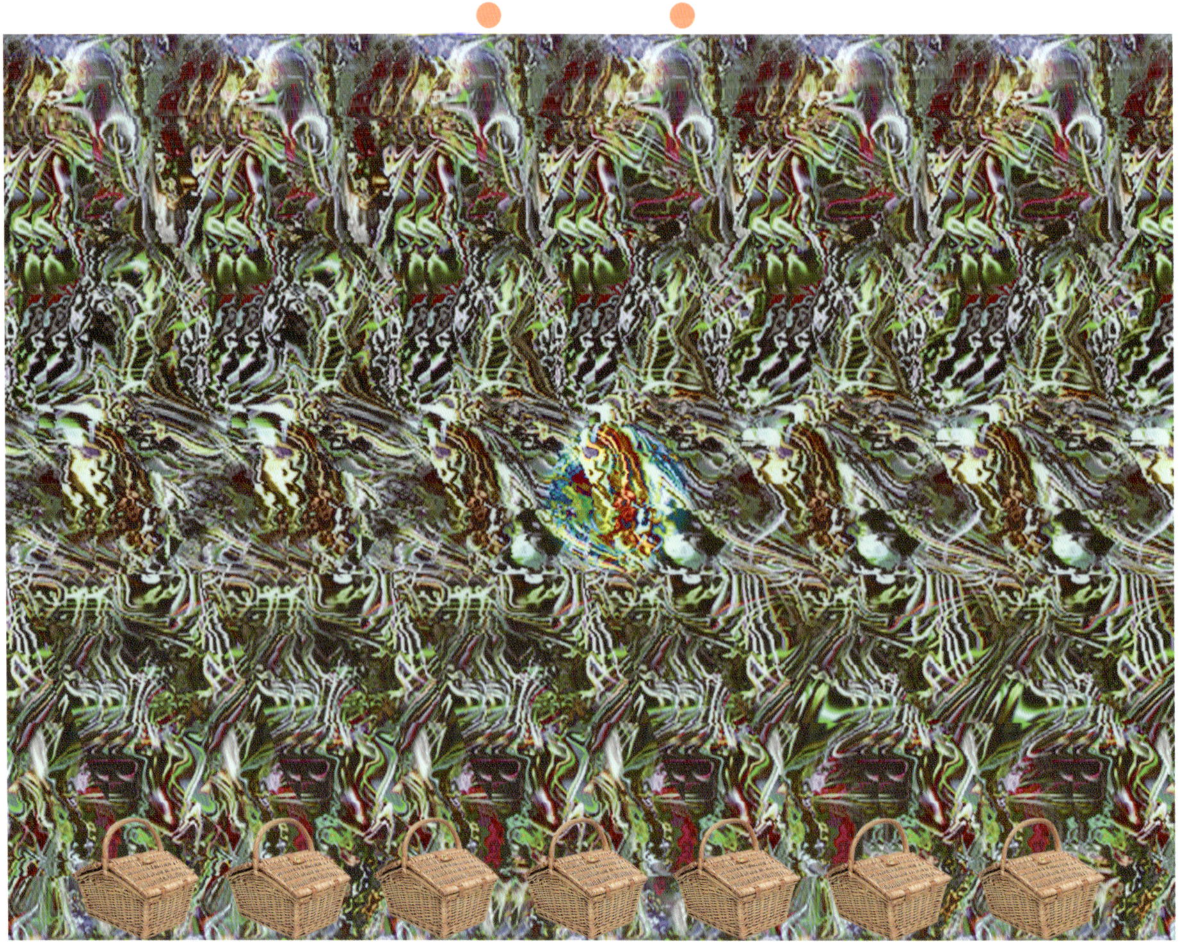

マリつき？　かごを狙います

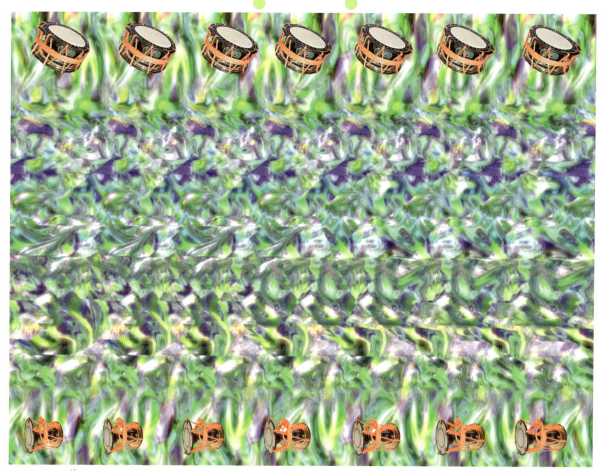

和楽器　絲《いと》は三筋です

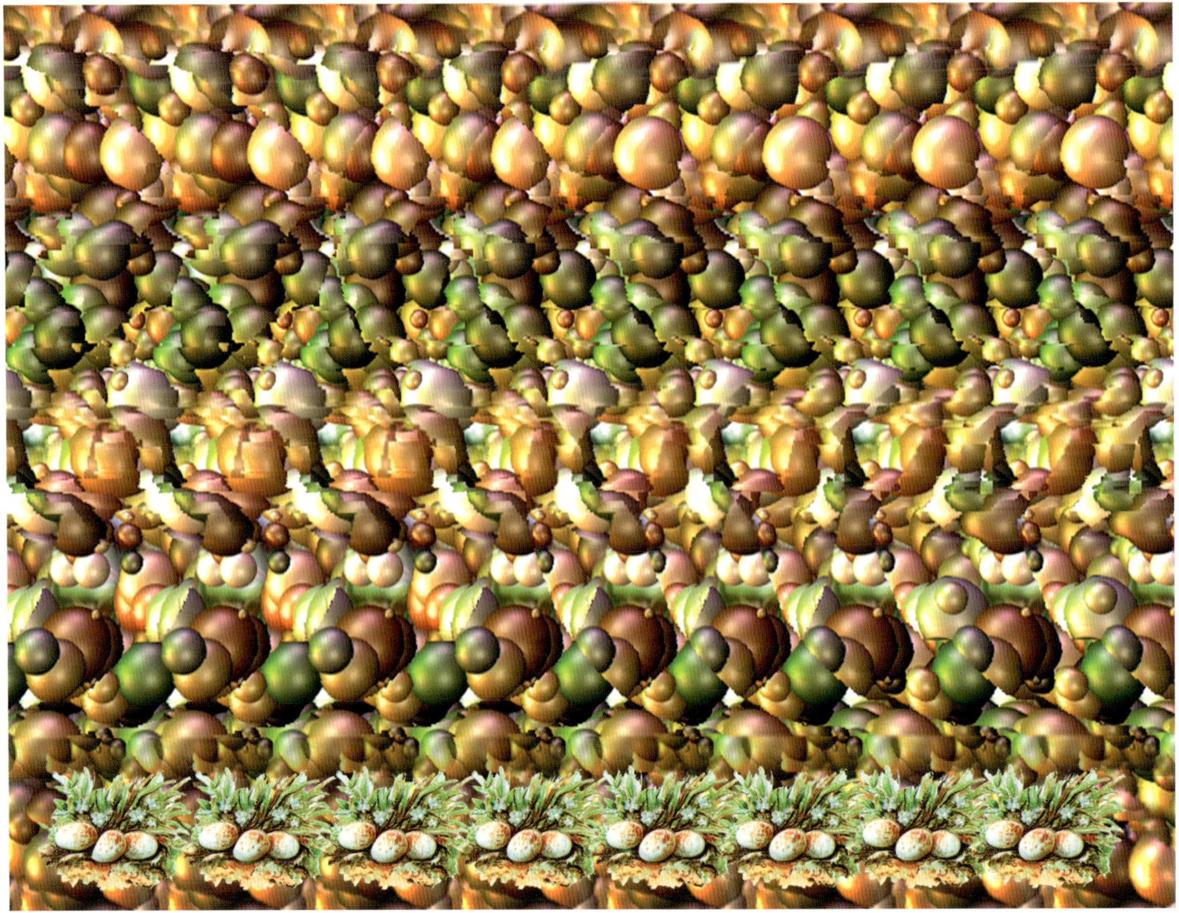

もぬけの○○　たった今、生まれたと思ったら…!?

解答

こんな風に見えますか？　あなたは何枚見えたでしょう？

交差法の絵はそのまま立体として見えるだけですので、解答はありません

注：★印の絵は月刊『新世』誌（倫理研究所刊）所載

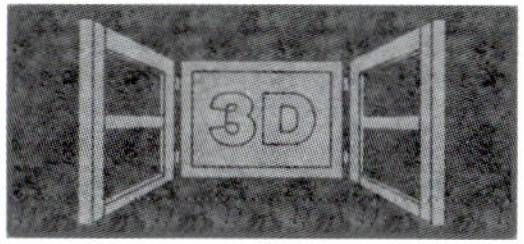

カバー表　開いた窓と3Dの文字

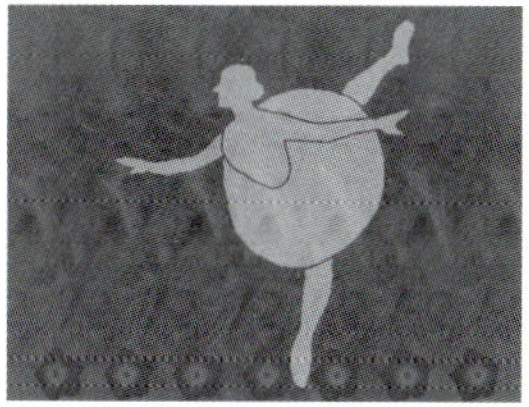
P. 1　バレエ

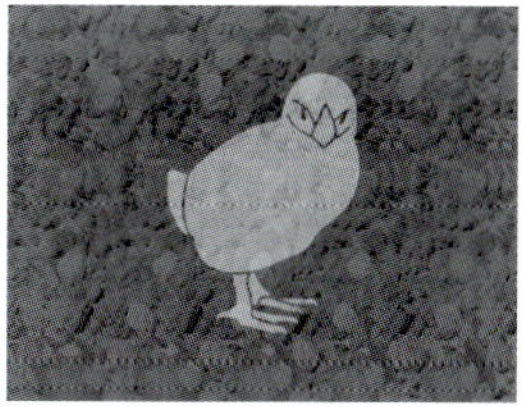
★ P. 4　ヒヨコ

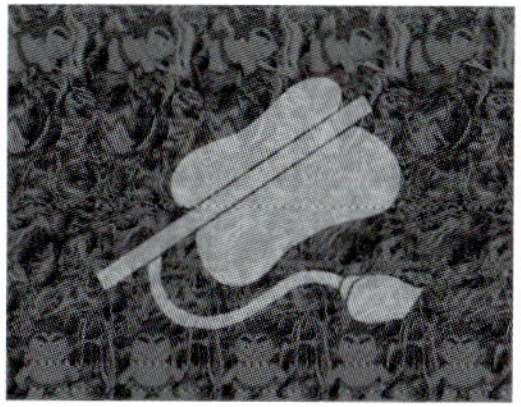
P. 5　軍配

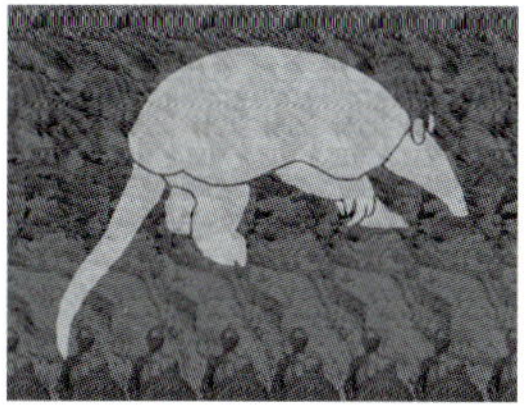
P. 6　アルマジロ

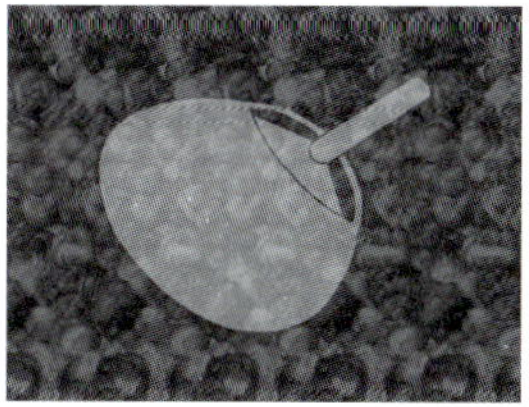
P. 7　ウチワ

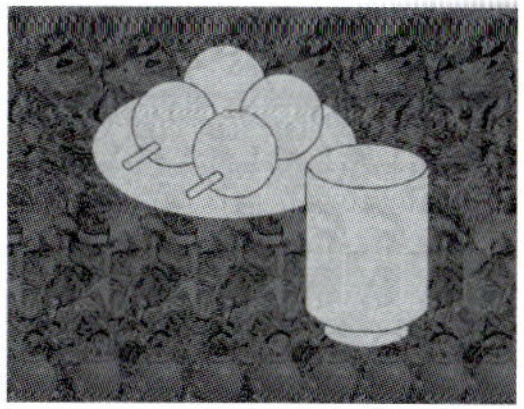
P. 8　お茶と団子

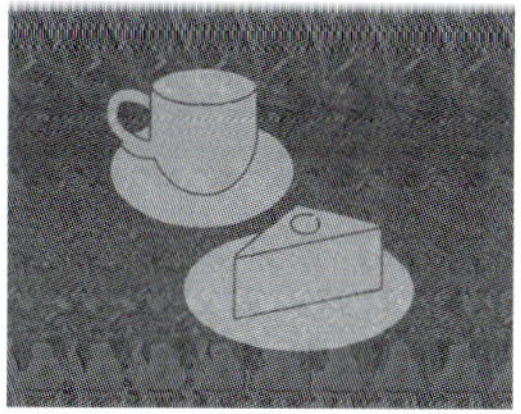
P. 9　お茶とケーキ

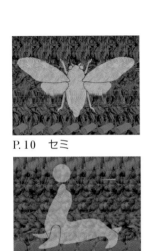

P. 10　セミ

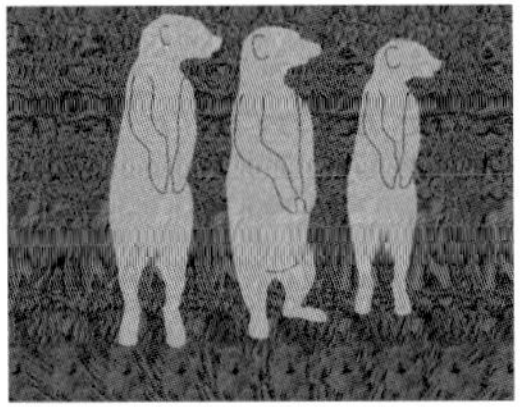
P. 11　ミーアキャット

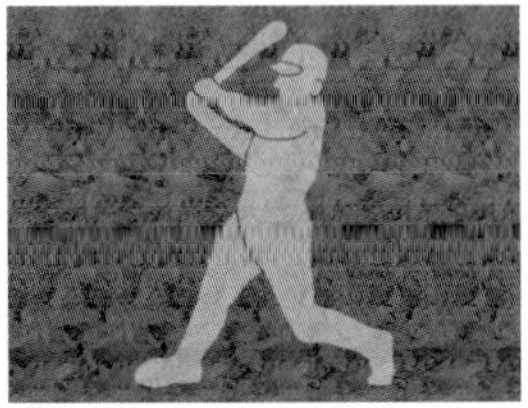
P. 12　バッター

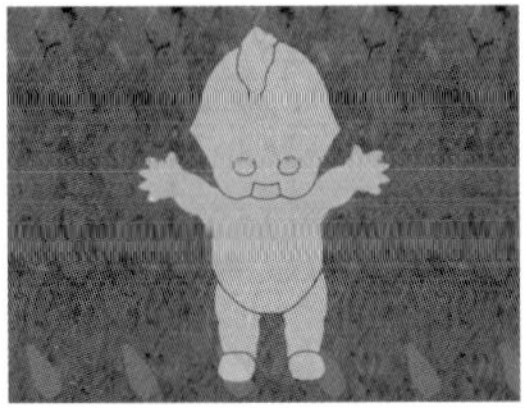
P. 13　キューピー

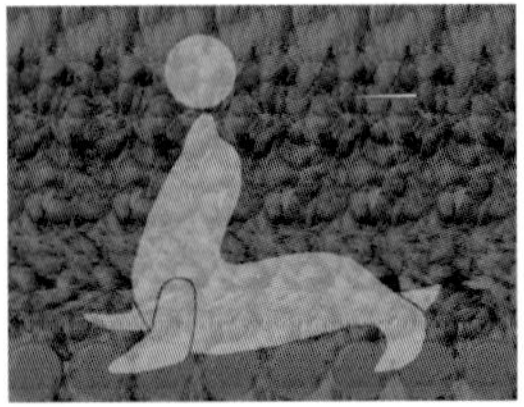
P. 14　アシカ

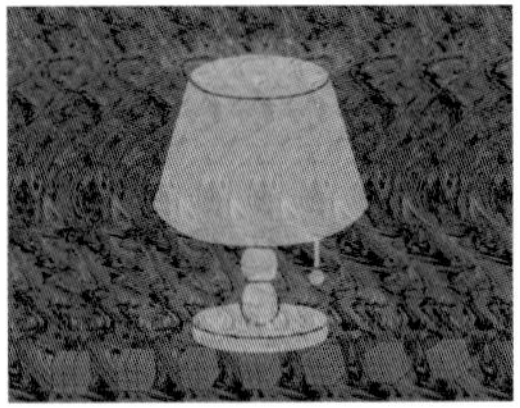
P. 15　電気スタンド

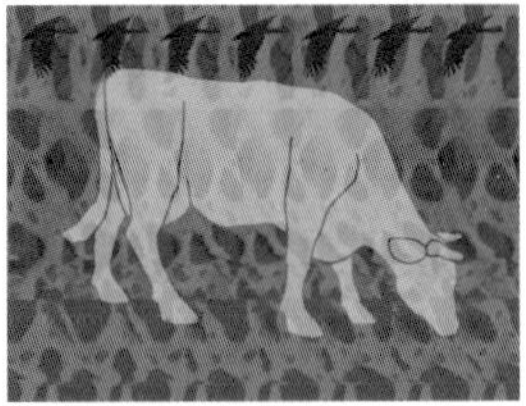
P. 16　ウシ

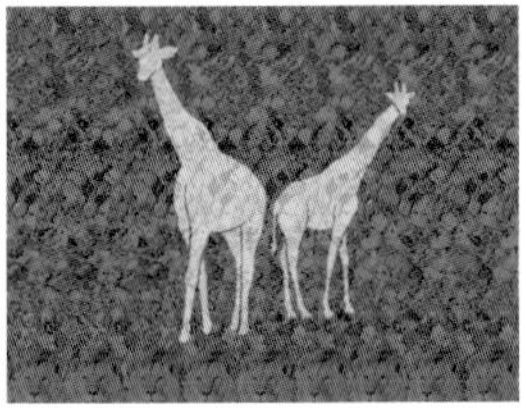
P. 17　キリン

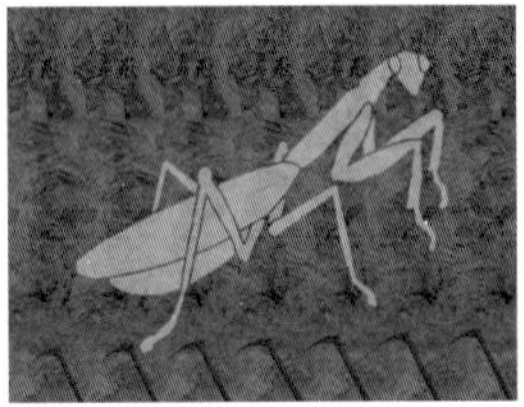
P. 18　カマキリ

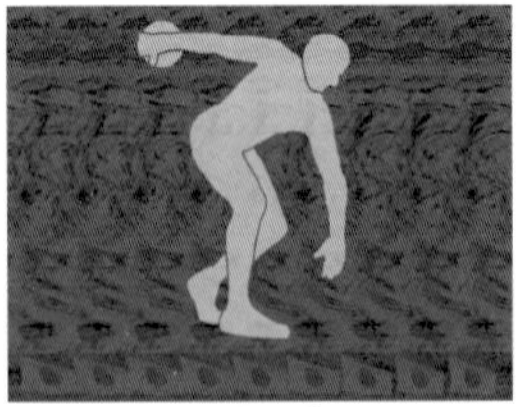
P. 19　円盤投げ

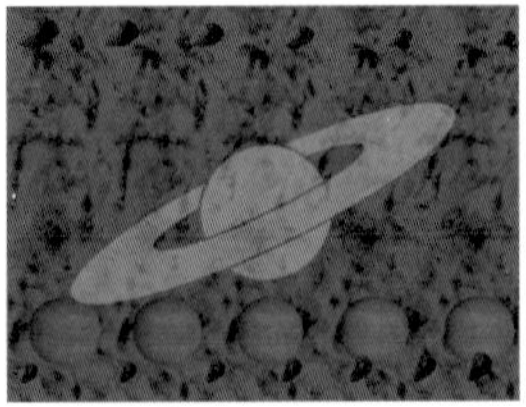
P. 20　土星

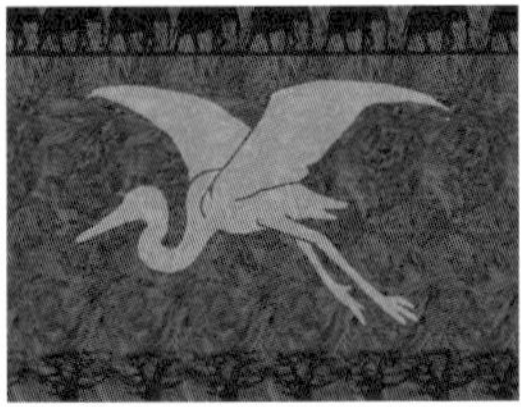
P. 21　フラミンゴ

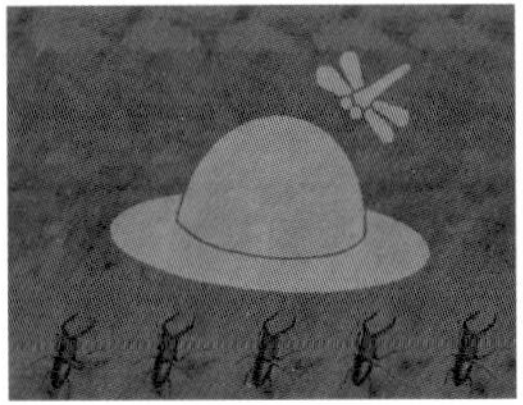
P. 22　むぎわら帽

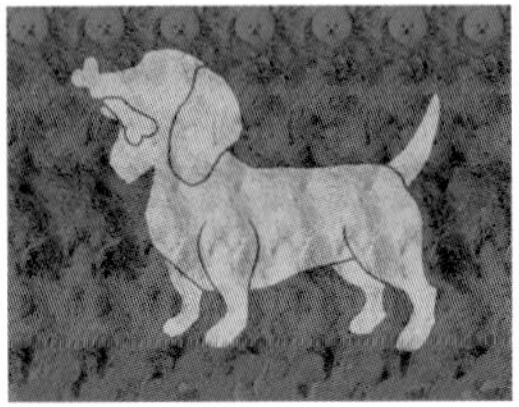
P. 23　ダックスフント

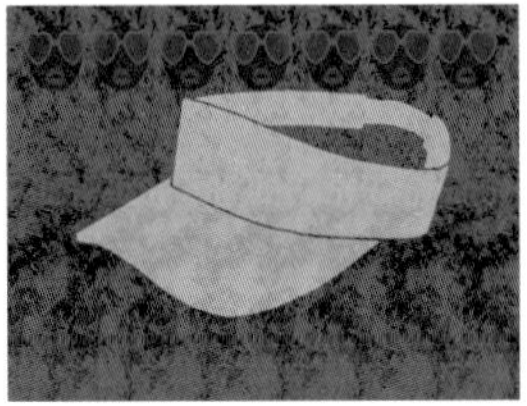
P. 24　サンバイザー

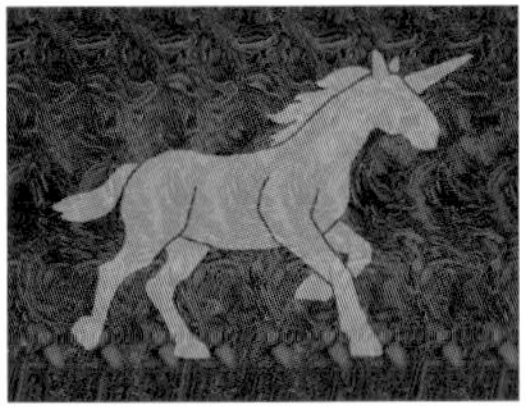
P. 25　ユニコーン

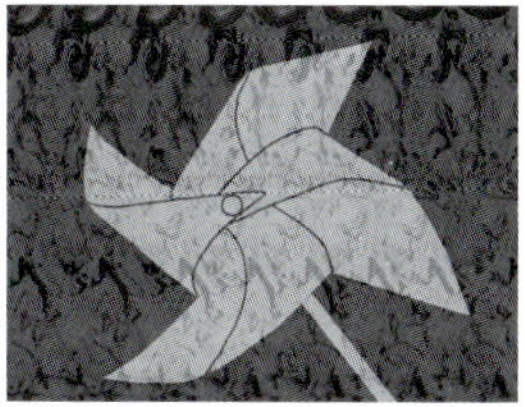

P. 26　風車（かざぐるま）

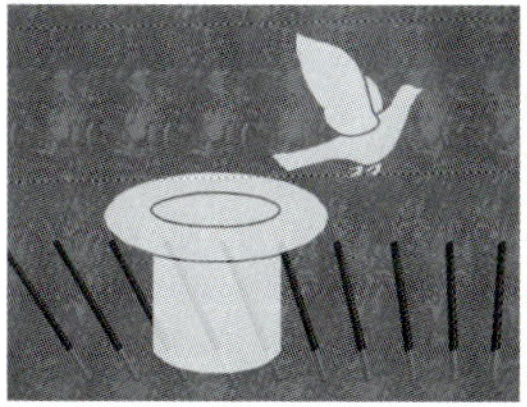

P. 27　マジック

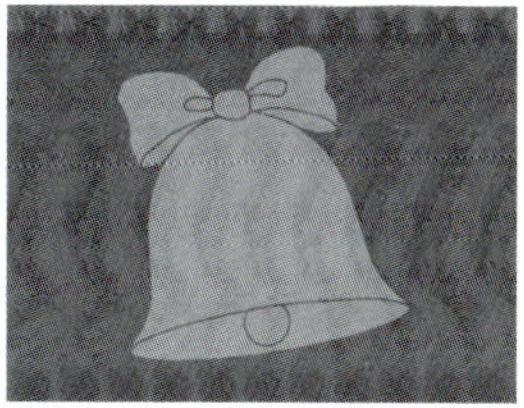

P. 28　ベル

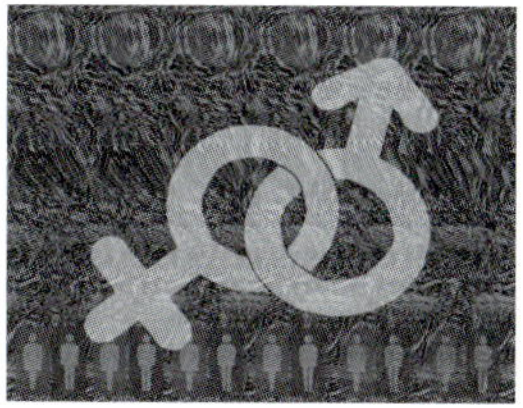

P. 29　男と女

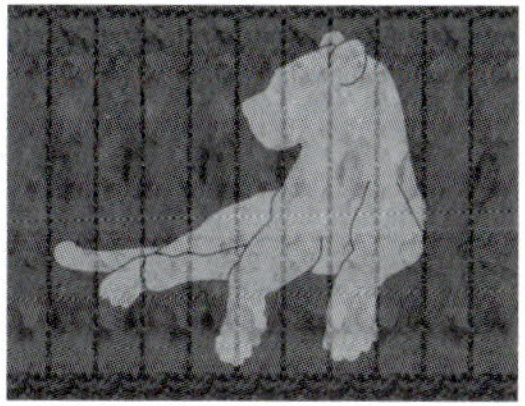

P. 30　トラ

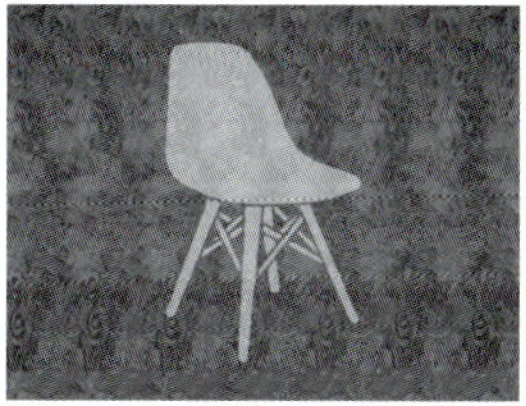

P. 31　椅子

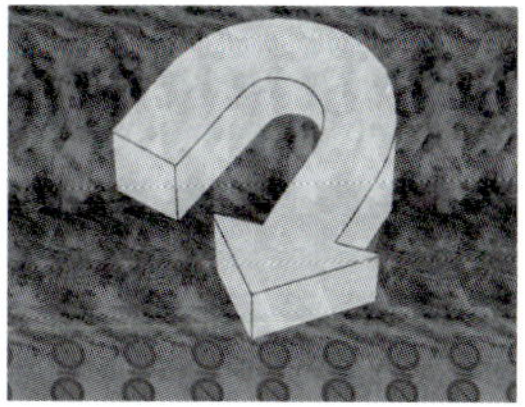

P. 32　U ターン

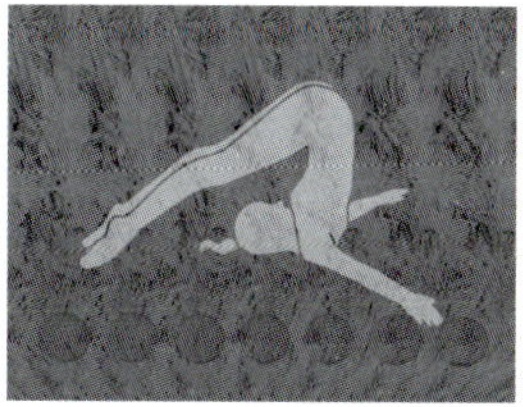

P. 33　ヨガ

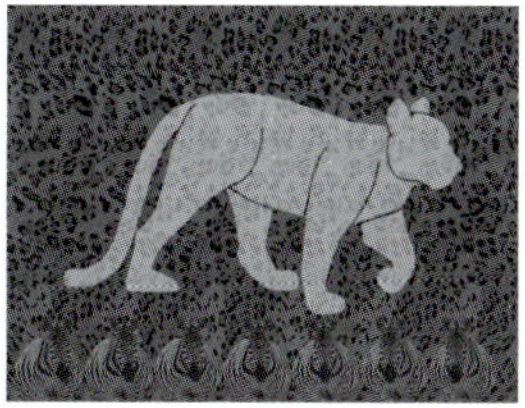

P. 34　ヒョウ

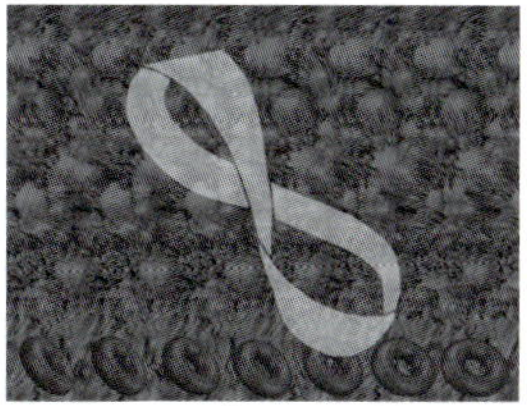

P. 35　メビウスの輪

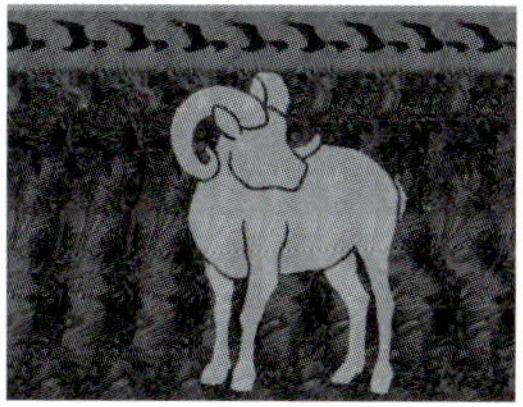

P. 36　ビッグホーン

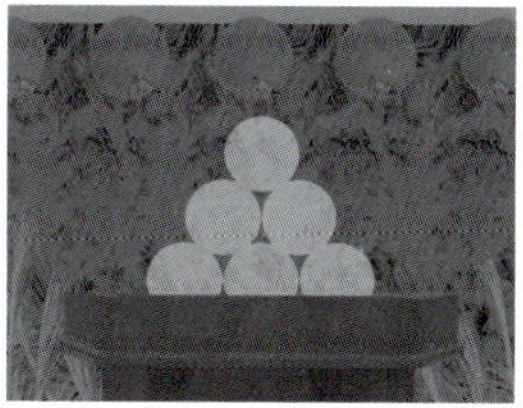

★ P. 37　月見団子

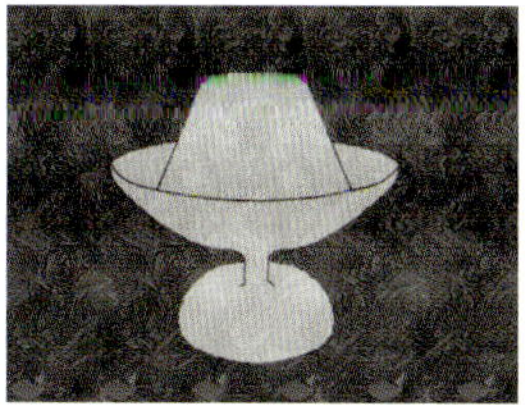

P. 38　プリン

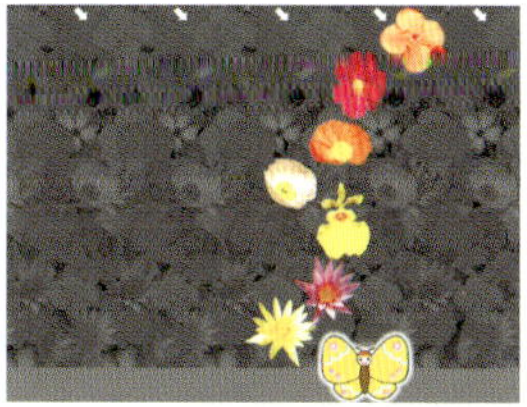

P. 39　パズル

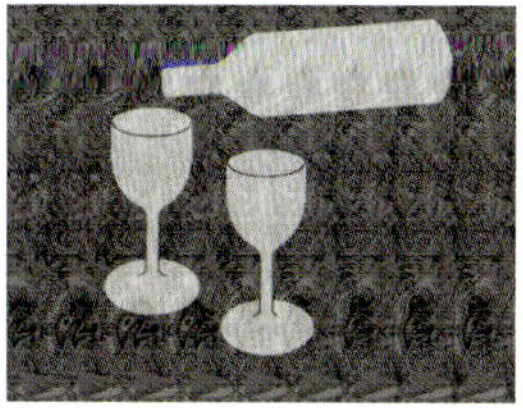

P. 40　ボトルとグラス

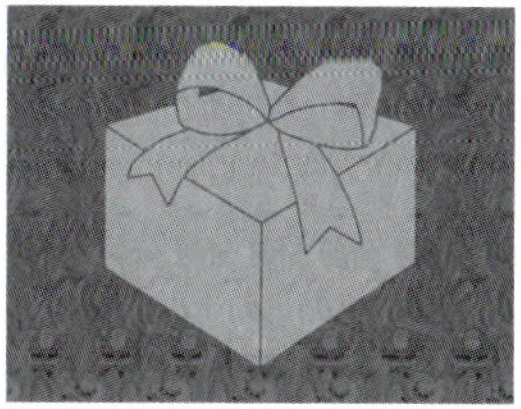

P. 41　プレゼント

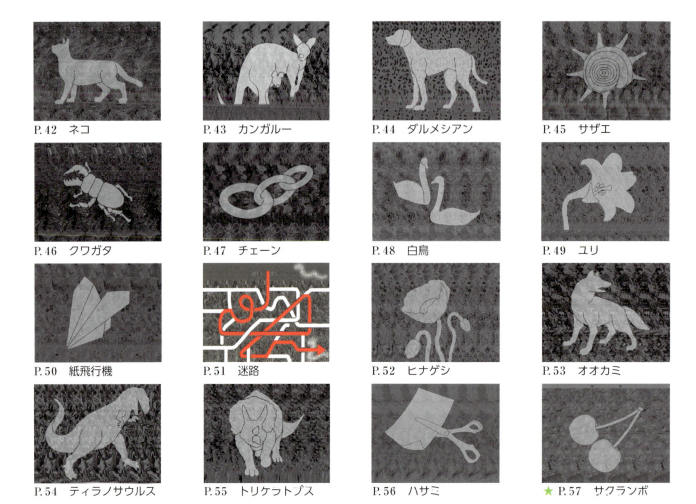

P. 42　ネコ

P. 43　カンガルー

P. 44　ダルメシアン

P. 45　サザエ

P. 46　クワガタ

P. 47　チェーン

P. 48　白鳥

P. 49　ユリ

P. 50　紙飛行機

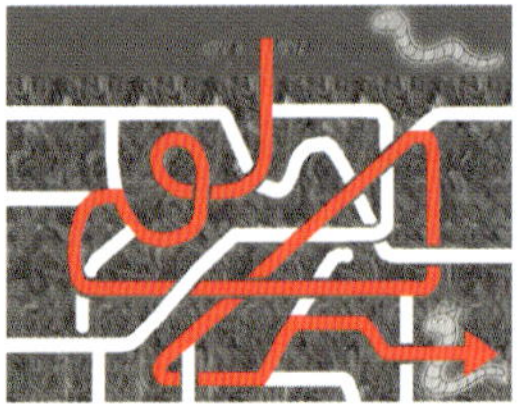
P. 51　迷路

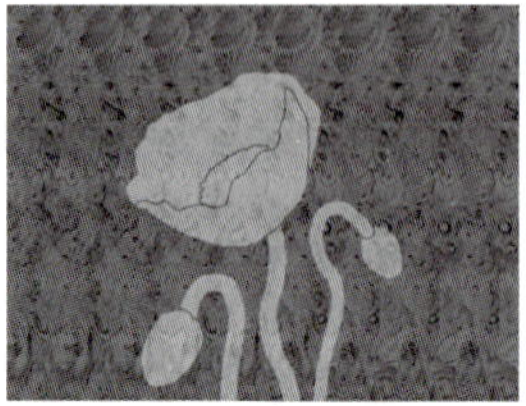
P. 52　ヒナゲシ

P. 53　オオカミ

P. 54　ティラノサウルス

P. 55　トリケラトプス

P. 56　ハサミ

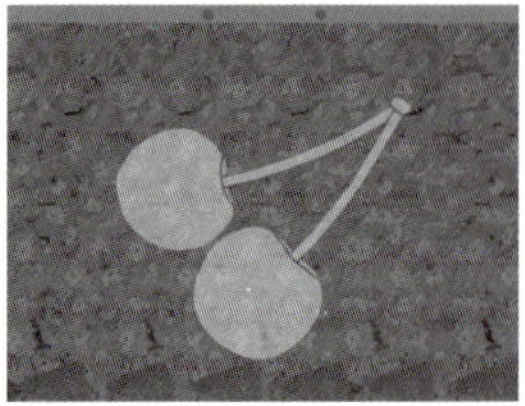
★ P. 57　サクランボ

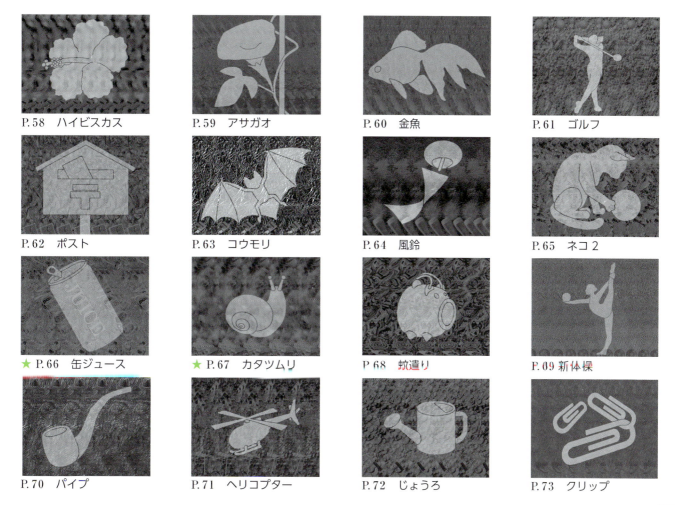

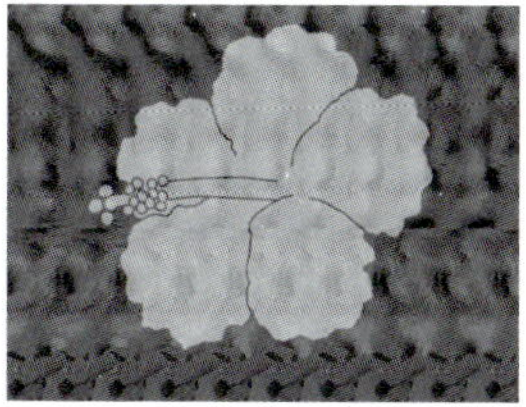
P. 58　ハイビスカス

P. 59　アサガオ

P. 60　金魚

P. 61　ゴルフ

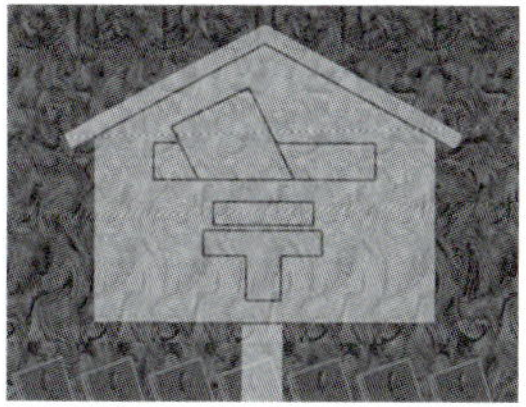
P. 62　ポスト

P. 63　コウモリ

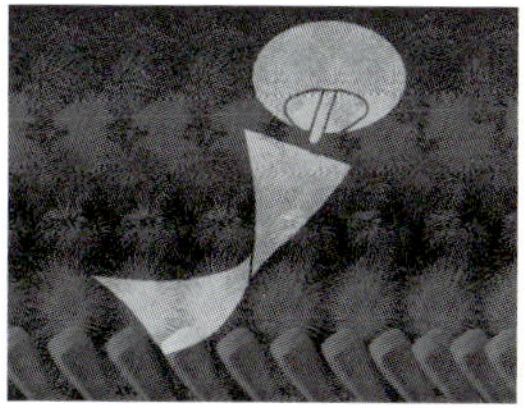
P. 64　風鈴

P. 65　ネコ 2

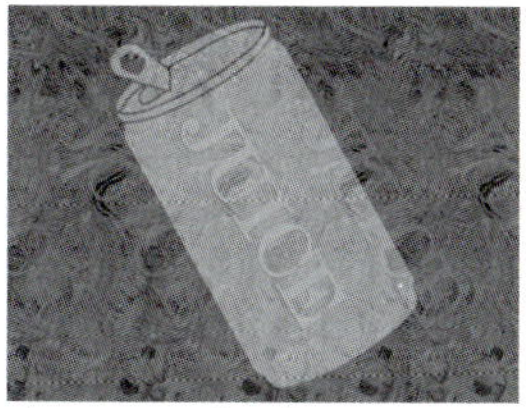

★ P. 66　缶ジュース

★ P. 67　カタツムリ

P. 68　蚊遣り

P. 69　新体操

P. 70　パイプ

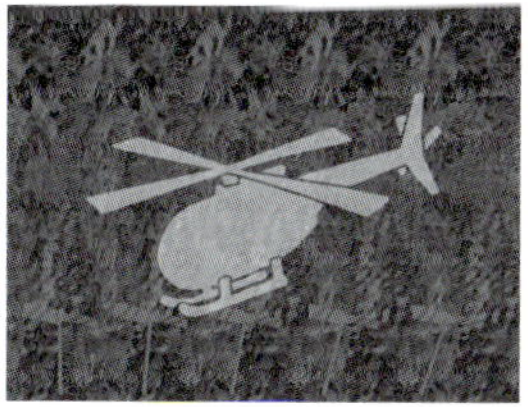
P. 71　ヘリコプター

P. 72　じょうろ

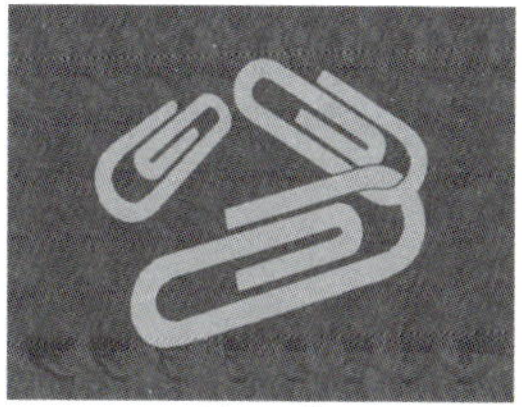
P. 73　クリップ

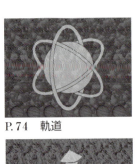

P. 74　軌道

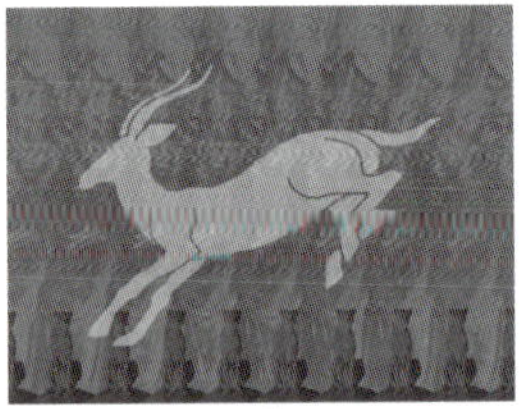

P. 75　インパラ

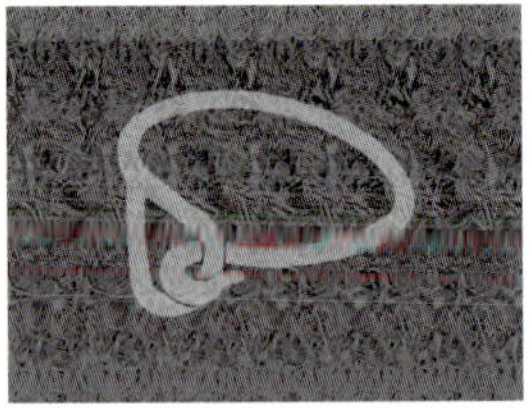

P. 76　アクセサリー

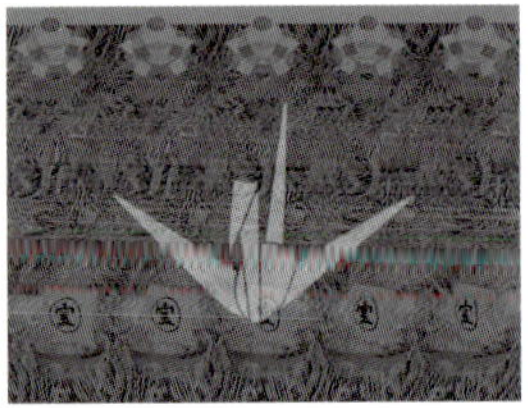

★ P. 77　折鶴

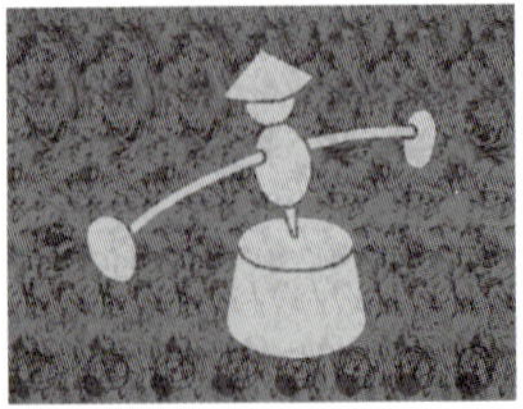

P. 78　ヤジロベー

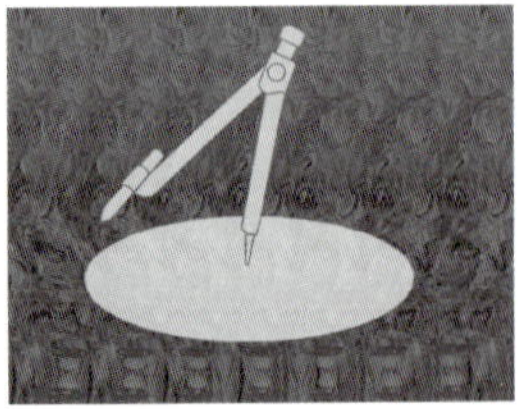

P. 79　コンパス

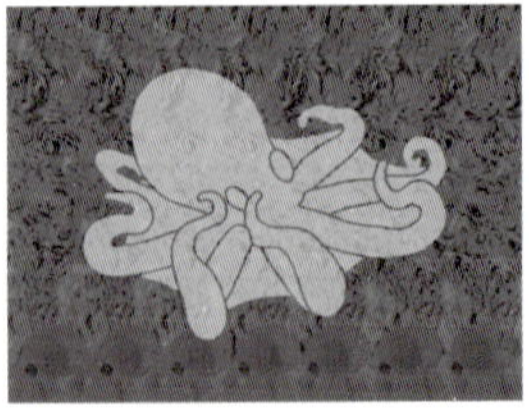

P. 80　タコ

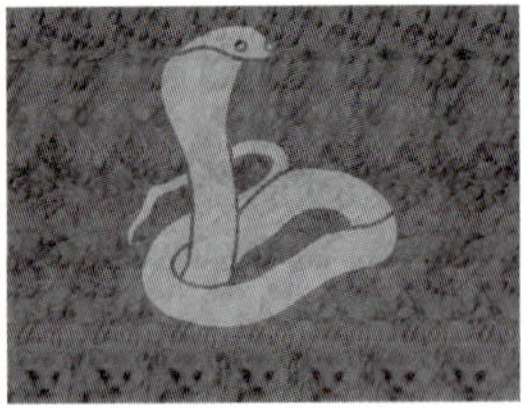

P. 81　コブラ

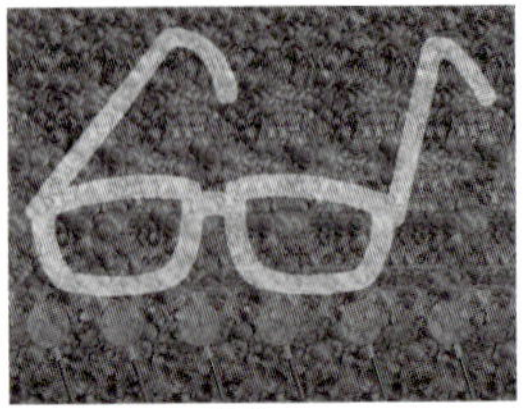

P. 82　メガネ

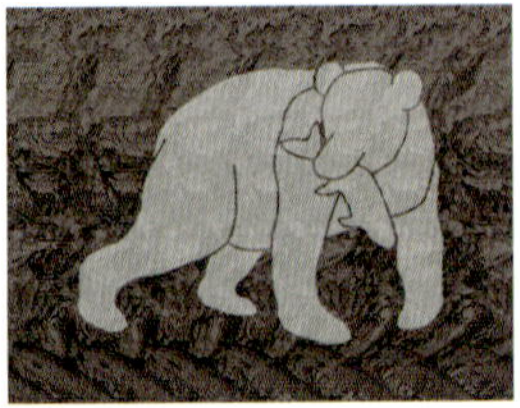

P. 83　ヒグマ

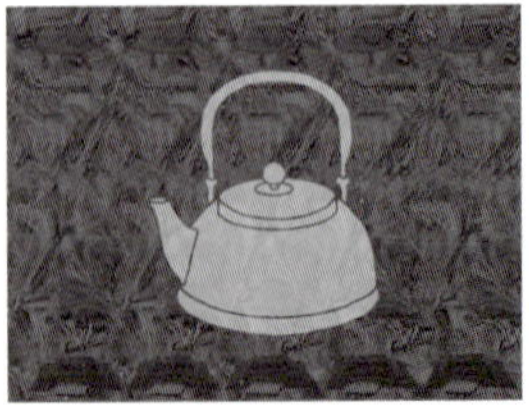

★ P. 84　ヤカン

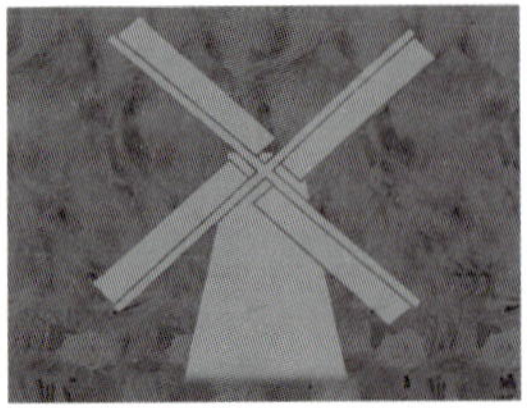

P. 85　風車

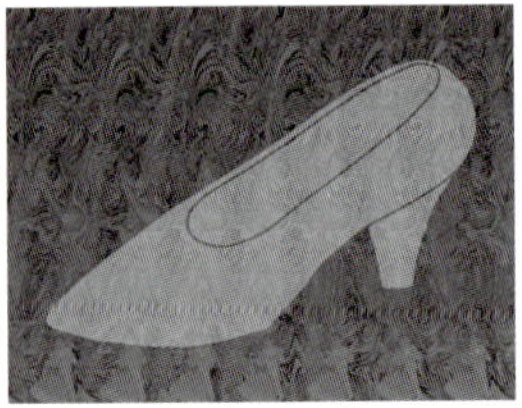

P. 86　ハイヒール

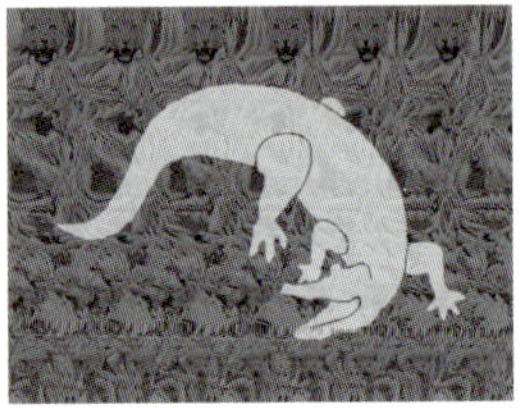

P. 87　ワニ

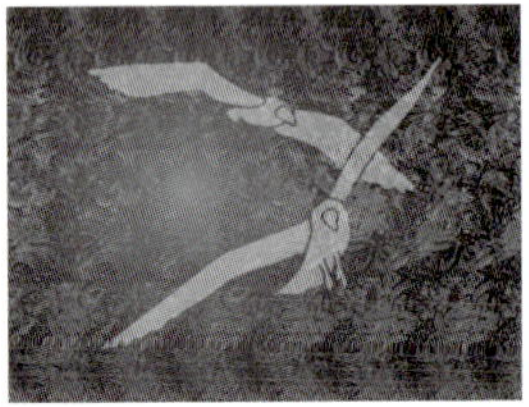

P. 88　かもめ

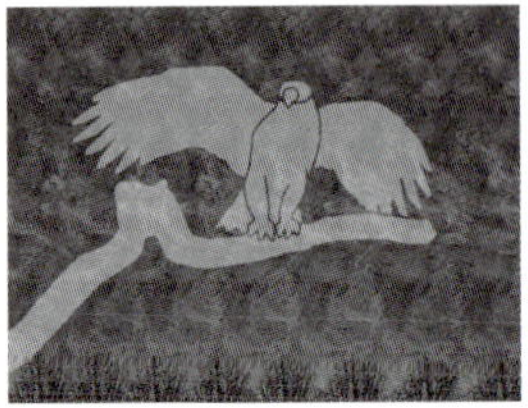

P. 89　ワシ

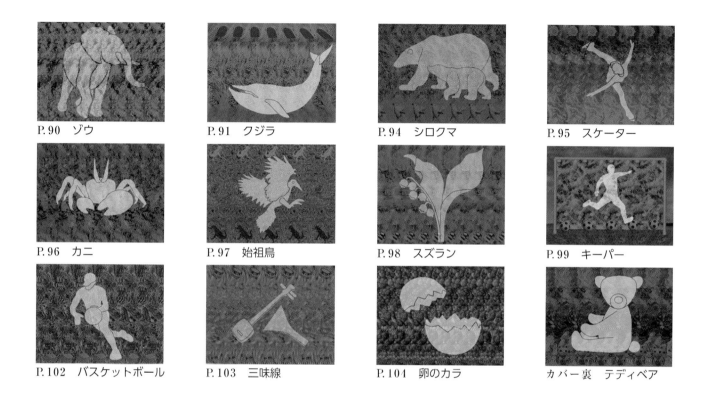

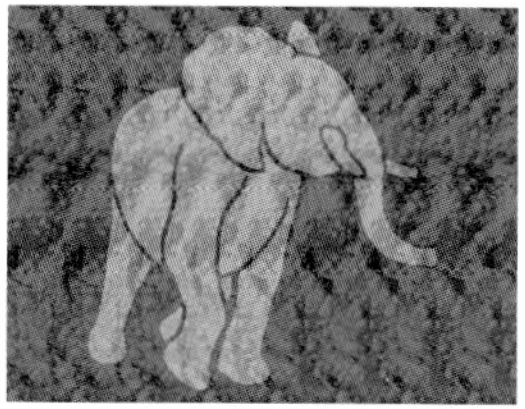

P. 90　ゾウ

P. 91　クジラ

P. 94　シロクマ

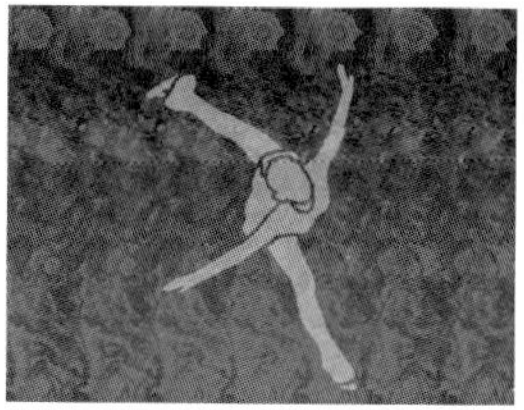

P. 95　スケーター

P. 96　カニ

P. 97　始祖鳥

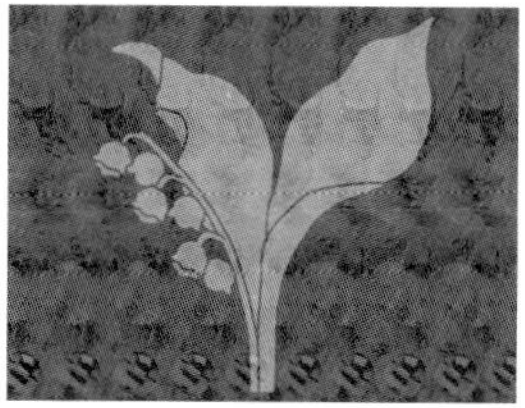

P. 98　スズラン

P. 99　キーパー

P. 102　バスケットボール

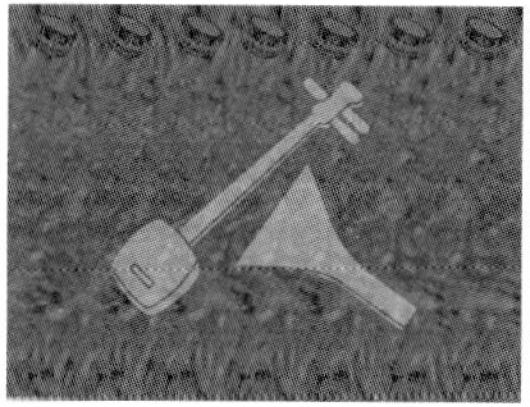

P. 103　三味線

P. 104　卵のカラ

カバー裏　テディベア

本書では、裸眼立体視によって、バランス良く、眼筋を鍛えられます。
楽しみながら、長く続けられて、視力回復にはとても効果的な方法といえます。

日本リバース院長　**今野清志**

監修者紹介

今野清志（こんの　せいし）

日本リバース院長。目と耳の美容室院長。目と耳の美容学院学院長。1953年宮城県生まれ。中央大学法学部卒業後、東京慈恵医大アイソトープ科で医学を学ぶ。中国中医研究院、中国北京国際鍼灸倍訓中心結業での研修を経て開業。視力回復をはじめ、目と耳の施療で多くの実績を上げる。現在は眼科医との共同研究による、西洋医学と中医学を取り入れた日本で唯一の「新眼科ドック」を実施。

著書にベストセラー『目は１分でよくなる！』（自由国民社）などがある。

著者紹介

ジョージ３（じょーじ　さん）

1938年東京生まれ。俳優座系列の新劇二劇団を経て、65年NHK「ひょっこり ひょうたん島」からテレビ番組制作に関わり、30数年間主に幼児(教育)番組に携わる。72年フジテレビ「ひらけ！ポンキッキ」でデザインしたガチャピン・ムックは、45年後のいまも現役で活躍中。87年フジテレビ／ニッポン放送「'87夢工場·Discovision360」の企画·構成にて最優秀賞および世界映像大賞を受賞。

60年以上続けてきた視力回復運動と相まって、93年より日本文芸社他から「ワンダー3D」、「3Dファンタジー・アイ」など3D本を多数出版。14年にコシオ・ショウ名義でパズル本の「脳ストレッチ・パズル」(日本文芸社刊)を出版。

日本ワイルドライフアート協会(JAWLAS)会員。

東京練馬区桜台体育館卓球クラブ、仲町卓球クラブ会員

feles3@viola.ocn.ne.jp

鴨下恵子（かもした　けいこ）

東京生まれ。TV美術制作会社を経てフリーイラストレーターとなる。女性のイラストを主として描き、他にクレイ、CG、コラージュなどを幅広く手がける。

趣味の写真で、街中でネコやスナップを撮っている。

- 装丁・DTP　若林繁裕
- 協力・一般社団法人 倫理研究所

ミラクル3《スリー》D《ディー》アイ

2017年8月15日　第1刷発行

監修者　今野清志

著　者　ジョージ３＋鴨下恵子

発行者　中村 誠

印刷所　図書印刷株式会社

製本所　図書印刷株式会社

発行所　株式会社日本文芸社
〒101-8407 東京都千代田区神田神保町1-7
TEL 03-3294-8931(営業) 03-3294-8920(編集)

ISBN978-4-537-21519-9
112170730-112170730 Ⓝ 01
編集担当・坂
URL http://www.nihonbungeisha.co.jp/

＊本書は『Dream Zone』(1994年)、『マジカル3D』(2001年)、『マジカルVIEW』(2001年)、『ミラクル3D』(2002年)、『Amazing3D』(2006年／いずれも弊社刊)、月刊誌『新世』(2015～2016年／倫理研究所刊)に掲載した作品を元に再編集したものです。